四十年基层针灸得失录

杨承岐　口述
杨丽平　整理

全国百佳图书出版单位
中国中医药出版社
·北　京·

图书在版编目（CIP）数据

四十年基层针灸得失录 / 杨承岐口述；杨丽平整理 .—北京：中国中医药出版社，2021.5（2023.12重印）

ISBN 978－7－5132－6753－3

Ⅰ . ①四… Ⅱ . ①杨… ②杨… Ⅲ . ①针灸疗法－中医临床－经验－中国－现代 Ⅳ . ① R246

中国版本图书馆 CIP 数据核字（2021）第 025185 号

中国中医药出版社出版

北京经济技术开发区科创十三街 31 号院二区 8 号楼

邮政编码 100176

传真 010-64405721

保定市西城胶印有限公司印刷

各地新华书店经销

开本 710×1000 1/16 印张 12.5 字数 172 千字

2021 年 5 月第 1 版 2023 年 12 月第 4 次印刷

书号 ISBN 978－7－5132－6753－3

定价 49.00 元

网址 www.cptcm.com

服务热线 010-64405510

购书热线 010-89535836

维权打假 010-64405753

微信服务号 zgzyycbs

微商城网址 https://kdt.im/LIdUGr

官方微博 http://e.weibo.com/cptcm

天猫旗舰店网址 https://zgzyycbs.tmall.com

如有印装质量问题请与本社出版部联系（010-64405510）

内容提要

本书是一名工作于基层近50年的老中医临床针灸验案实录。作者12岁学医，多方拜师，博学多闻，针灸治病不拘一格，法圆机活，善于运用多种取穴方法治疗疾病，尤其善用特定穴、特殊针法治疗顽症，疗效显著，深受患者信任。其取穴治疗方法值得针灸工作者、中医药院校学生和中医爱好者参考。

自序

我的行医生涯是从针灸治病开始的。我自幼身有残疾，12岁拜本村中医王维周为师，学习针灸知识，边学习边实践，能独立处理一些农村常见病，在半文半医中度过了自己的少年时代。1974年12月，我从县卫生局举办的“赤脚医生”学习班结业回乡后，乡亲们对我寄予厚望，纷纷找我看病。由于学习班只有1年时间，我所学的知识只是一些皮毛，实在难以满足乡亲们防病治病的需要。幸好我在参加“赤脚医生”学习班之前就有用针灸治病的经验，于是就以针灸为主正式开始了我的行医生涯。

针灸治病讲究辨证取穴，同时也注意局部取穴、循经取穴，就跟用中药治病在辨证论治的基础上随症加减一样。但针灸学又有一些不同于中药治病的特定内容，如特定穴（四总穴、十要穴、马丹阳十二神针、五输穴、八会穴、八脉交会穴、郄穴、络穴、背俞穴、募穴、原穴、下合穴、十三鬼穴等）和特殊针法（巨刺、缪刺、子午流注、灵龟八法、头针、火针、烧山火、透天凉等）。这些取穴方法和针灸方法取穴少，治疗起来痛苦小、疗效高，应用得当，往往应手而效，深受老百姓欢迎。在处理急症和疑难病症（特别是一些查不出器质性病变的精神类疾病）时，其优势就会凸显出来。

我从四十多年的针灸实践中体会到：应用针灸治病除局部取

穴、循经取穴、辨证取穴外，应特别注意特定穴的使用。特定穴取穴少、见效快、疗效高，配合辨证取穴，临床可左右逢源；应用特殊针法能拓展针灸的诊疗范围，临症时游刃有余，甚至一“针”惊人。可以说：能否正确使用特定穴和特殊针法，并将其灵活用于临床，是衡量一名医生针灸技能水平的重要指标之一。鉴于此，我将自己四十多年来应用针灸治病的一些比较典型的针灸验案做了简单的归纳，不揣冒昧介绍于同道，权充医林一草，乞高明鉴之。

杨承岐

2021 年 1 月 28 日

目录

第一章 常规取穴法

常规取穴法是临床最简单、最常用的取穴方法，是中医药院校的学生、中医学徒及针灸爱好者学习针灸的启蒙课程。一般来说，常规取穴法包括局部取穴法、循经取穴法和辨证取穴法。

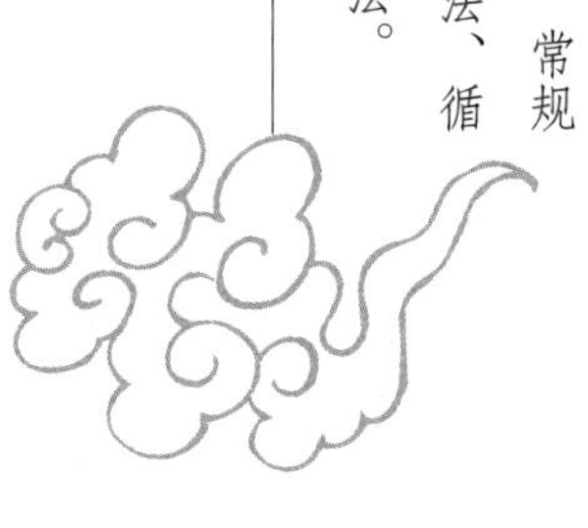

第一节　局部取穴法

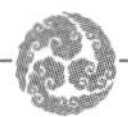

局部取穴法是一种在疾病附近取穴的针灸治疗方法，包括以痛为腧的阿是穴取穴法，常与局部放血配合使用。本法治疗局部痛证、局部麻木（络病）、皮肤病效果比较显著，其原理可能与刺激局部神经、加速局部血液循环、促进新陈代谢有关。

1. 局部取穴治疗滑膜炎

张某，女，36岁，农民。主因左侧膝关节内侧疼痛、屈伸不利，经多处治疗无效，逐渐加重，影响正常劳动和生活，于1981年12月18日求治于余。查局部皮色不变、无肿块，局部按之疼痛，压力越大，疼痛越甚，走路略显跛行，舌脉无特异变化。

考虑为滑膜炎，即中医所说的“痹证”。痹者，痹阻不通也。当下针阴陵泉、血海，用平补平泻手法刺激两分钟，再在疼痛最明显的3个点用三棱针点刺出血，然后用酒精点燃搽拭患处，哪里有燃烧点即赶紧搓灭，直至酒精耗尽为度。治疗3次，疼痛减轻。患者大喜过望，继续治疗7次，关节屈伸自如，疼痛消除，行走正常。

【按】患者膝关节内侧疼痛，活动受限，局部无发热、红肿，说明患处是无菌性炎症，乃局部血液循环不畅，经隧不通之故，“不通则痛”。治以附近穴位阴陵泉、血海活血柔筋；取3个疼痛敏感点（阿是穴）局部放血活血祛风止痛；再加酒精火激发其活血祛风止痛之性。治疗方法得当，效果满意。当然，若局部红肿热痛，绝非本法之所宜，当另寻他法。乞高明鉴之。

2. 局部取穴治疗头皮发麻

崔某，男，52岁，农民，就诊日期：1981年6月6日。自述头皮发麻两年有余，范围为整个头皮，凡是长头发的地方均有麻感，搞得心绪烦乱，夜晚难以入睡，经常失眠。多方求治，中西药品迭进，效果甚微。问其发病原因，患者答曰：具体发病原因也说不清楚，只记得两年前得了一次重感冒，感冒好了头皮就发麻了。望其舌，舌淡苔薄白；切其脉，脉弦涩。遂对患者说："你这是风邪侵入头皮部位后，没有得到及时治疗，以致头皮络脉受到影响而血液运行不畅，要想办法疏通头皮络脉才能彻底治愈。这样吧，你明天把头发剃光洗净，我给你把头皮上的穴位放放血，看看效果怎么样？"他非常高兴，第二天如约来进行针灸治疗。我就在他的百会、四神聪、上星、风府、率谷（双）、风池（双）穴位上用三棱针点刺出血，没出血处用手挤压出血，告诉他戴好帽子注意不要受风，隔日来观察疗效。6月8日患者来后高兴地说："杨医生，吃了两年药，找谁看也没有这次扎针效果好，昨天早晨起来头皮的麻劲儿就减轻了，头脑感到比以前轻松了好多，昨天晚上睡了个好觉，到现在头皮的麻劲儿也不大了。"我就在前天穴位的基础上又加了脑户、后顶、前顶点刺放血，以后还是隔日在这几个穴位点刺放血，一共治疗6次，该患者两年多的头皮发麻顽症豁然痊愈。

【按】患者感冒后头皮发麻，是风邪痹阻络脉所致。日久不解，势必影响络脉血液运行，所谓久病入络。用三棱针在局部穴位点刺放血，可加速头皮局部血液循环，起到活血祛风通痹之效。治疗方法得当，效果满意。

3. 局部取穴治疗肩周炎

杨某，男，58岁，农民，就诊日期：1982年5月21日。患者自述左侧肩胛疼痛半年有余，抬举困难，左手越过头顶摸不着右耳，严重影响生产劳动。观其面色无异常，问知肩胛疼痛，夜间较重，饮食、二便尚可，局部按压左侧肩关节周围稍有疼痛，皮色正常，舌淡苔白，脉弦细。这是典型的肩周炎，也就是中医所说的“肩凝症”。即针左侧肩井、肩髃、肩髎、肩前、肩贞，得气后留针30分钟出针，然后在这几个穴位处拔罐25分钟，嘱咐患者第二天再来治疗1次，看看效果如何。第二天患者如约而至，说没有明显效果，但还是愿意再进行1次治疗。第三次来诊，患者说肩胛部疼痛减轻，左手越过头顶可摸到右耳。患者高兴异常，要求继续治疗。我就隔日为患者治疗1次，先后治疗10次，左侧肩胛疼痛消除，活动自如，恢复正常生产劳动。

【按】肩周炎是肩关节囊及其周围韧带、肌腱和滑囊的慢性特异性炎症，多发生在50岁以上中老年人，又称“五十肩”。本病乃中老年人软组织退行性病变，系对各种外力的承受能力减弱，因长期过度活动，姿势不良等所产生的慢性伤害，或上肢外伤后肩部固定过久，肩周组织继发萎缩、粘连，或肩部急性挫伤、牵拉伤后因治疗不当所引起。治疗当以改善局部血液循环、活络止痛为大法。该例患者的治疗以局部取穴舒筋活络止痛为主，针刺拔罐并用，真正达到了改善局部血液循环、修复软组织、舒筋活血止痛的效果。

4. 局部取穴治疗脚踝扭伤

徐某走路时不慎跌倒，很快右脚踝即肿胀起来，疼痛难忍，不敢着地，但尚能跛行。乡村医生给他开了跌打丸、三七伤药片、博那痛、头孢氨苄胶囊，他吃了两天，不但不见好转，反而不敢下床活动了。他就自行去县医院拍了X线片，结果未见异常。家属遂邀我出诊治疗。诊见患者右脚踝肿胀疼痛拒按，波及足面及小腿下1/5，舌苔、脉象无特异发现。即用三棱针在患者右侧照海、昆仑、解溪、三阴交点刺出血，然后用二两高度白酒点燃搽拭右脚踝及附近肿痛部位，随时准备搓灭患者皮肤上的着火点。治疗一次，患者第二天晨起足背及小腿肿胀消除，自己能下床活动。遂即在患者右侧照海、昆仑、复溜穴用三棱针点刺放血，继续用高度白酒点燃擦拭右脚踝肿胀部位，每日1次。治疗3次后，右脚踝肿胀消除，疼痛减轻。嘱咐患者尽量减少活动，每晚用温开水泡脚30分钟，第七天患者就恢复正常生产劳动了。

【按】患者跌倒后脚踝及足背、小腿肿胀，疼痛难忍，不能活动，X线片提示未见骨折及关节错位。说明患者系软组织挫伤，在照海、昆仑、解溪、三阴交、复溜穴用三棱针点刺出血，既可活血止痛，又可放出残留于局部的瘀血，用酒精火搽拭患处，更能增强其活血止痛之效。方法得当，效果神速。特别应当指出的是，软组织挫伤在12小时内是绝对禁止用此法治疗的，此时应冰敷患处，以减少皮下组织出血。

5. 局部取穴治疗手足麻木

手足麻木、四肢麻木在农村非常常见，治疗起来比较麻烦，有些患者甚至终身不愈。我在遇到此类患者后，一般采用针刺局部取穴治疗，效果比较满意，老百姓也乐于接受。

1976年5月9日，本乡患者赵某到卫生院找我，说她双手麻木，影响劳作，痛苦不堪。我通过问诊得知患者除手麻外无任何不适，切其脉也无明显改变，随即掏出银针在她双手的劳宫、合谷进行针灸治疗。第二天患者就来卫生院说针灸后手麻明显减轻，要求继续针灸治疗。我就如法炮制，继续针灸治疗1周后，患者手麻消失。

同年5月15日，邻村屈某又因脚麻来找我治疗，我为他针刺涌泉、三阴交一个礼拜后脚麻痊愈。同诊室的一位医生觉得我治疗手麻和脚麻每次只取两个穴，有点不可思议，忍不住向我询问治疗原理，我就解释道："劳宫、涌泉都在手心、脚心，有开窍醒神、通经活络的作用，针灸教科书虽未说明它们治疗手足麻木，但针刺这两个穴位后患者疼痛的反应很强烈，也就是说，针刺这两个穴位后对神经的刺激量较大。我们知道，单纯手足麻木一般是由末梢神经炎引起的。我们如果给予这两个穴位以适当刺激，对局部神经功能的修复肯定会有帮助。至于合谷、三阴交这两个穴位都有活血通络之功，合谷位置就在手上，三阴交位于足掌附近，且针灸教科书明言它们能治麻木，故治疗手足麻木更是实至名归。当然，针刺这几个穴位仅仅是针对单纯手足麻木而言的，如果上肢或下肢同时出现麻木，那就该针刺上肢或下肢的相应穴位。如果手足麻木是由颈肩腰椎疾病引起的，还应积极治疗原发疾病。”

【按】双手麻木针刺劳宫、合谷；双足麻木针刺涌泉、三阴交，都属于局部取穴。取穴少，操作简便，疗效可靠。

6. 局部取穴为主治疗肩周炎

1981年11月9日，邻县一位50多岁的女患者胡某来找我，说她去年冬天右肩关节中了风寒，关节周围酸痛，空手抬举尚可，但举重东西有点困难，起初尚能坚持干点儿轻微的农活儿，近1个月来疼得什么也干不了了。找了好几位医生，都说是肩周炎，中西药物吃了不少，效果一直不好，肩关节周围疼痛一天比一天严重。现在胳膊疼得抬不起来，严重影响劳动，非常难受。我仔细为她验舌把脉后说：“你这病诊断为‘肩周炎’一点也不错，这种病中医叫‘肩凝’，是一种非常顽固的病症。它的病因、病理非常复杂，主要是因为劳累、长期保持不正确姿势导致肩关节及周围组织炎性粘连，或局部感受风寒，血液循环障碍，经脉不通而造成的颈肩不适综合征。”

我随即用2寸毫针在她的右侧肩髃、肩井、臂臑各扎了1针，得气后留针30分钟，5分钟捻转针柄1次，起针后再拔罐10分钟以加强局部的舒筋活血、温经止痛之效。然后掏出一根5寸银针，消毒后在其右腿条口穴迅速进针，边捻转边向里推进，同时左手食指摸准患者对侧承山穴部位皮肤，直到感觉到有针尖活动时停止进针。

刚一起针，她活动活动肩关节，感觉明显轻松。之后又接连照上法为其做了15次（每天1次）治疗，后患者右上肢活动自如。

【按】局部取穴加拔罐对松解肩关节周围的组织粘连、祛风活络止痛效果良好；条口透承山也是治疗肩关节周围炎的常用方法，我在临床中常配合应用，效果较为显著。

7. 局部取穴治疗手腕疼

患者孙某，右侧手腕疼痛半年余，虽然也能活动，但稍一用力就疼痛难忍，影响劳动。透视、化验、拍片等检查多次也确诊不了是什么病，中西药品用了不少，一直未能痊愈，1990 年 7 月 11 日求治于余。

患者右侧手腕处无红肿，手腕及其附近无压痛，腕关节稍一活动就感到疼痛，不能用力，抓举用力即疼痛难忍。舌苔脉象无特异发现，饮食二便正常。细思之，“不通则痛”，通则不痛。手腕疼痛，既然排除了关节炎、肌腱炎、手腕关节损伤等器质性疾患，那是否和局部血运不好、经隧不通有关呢？即用 0.5 寸毫针针右侧太渊、大陵、神门穴，得气后快速旋转针柄 1 ～ 2 分钟，然后出针，出针时摇动针体尽量使针眼开大，不用干棉球按压，放出少许血液。没有血液流出再用三棱针点刺出血，然后点燃高度白酒，右手抓起酒火反复擦拭患者右手腕，随时搓灭皮肤上的着火点，共进行大约 5 分钟。治疗 3 次后，患者手腕活动疼痛减轻；继续治疗 5 次，患者右手可抓举握物；半年后随访，患者右手活动抓举正常。

【按】“久痛入络”，“不通则痛”，患者手腕疼痛日久，找不出具体原因，查不出器质性病变，很可能与局部血液循环不好、经隧不通、筋脉挛缩有关。针灸刺激手腕局部穴位后放出少许血液，再用酒精火反复搽拭，可以舒筋活血止痛。因治疗得当，故效果如愿。

第二节　循经取穴法

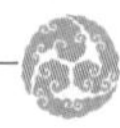

全身经脉在体表的循行均有一定的路线。循经取穴法是指针灸治疗时，在与患病局部相同的经脉上选用远离患部的穴位进行针灸治疗的方

法。这种取穴的方法简单可靠，是初学针灸的临床医生最常用的针灸治疗方法之一。中医自古就有“宁舍其穴，不舍其经”的训诫，可见循经取穴在针灸学中的地位。

1. 针刺中渚穴治疗肩关节部位疼痛

张某因右侧肩关节部位疼痛而于 1979 年 4 月 15 日来我处针灸治疗。检查肩关节部位无红肿，活动自如，舌脉无特异发现。当时我从事针灸工作不久，临床经验匮乏，担心针刺肩关节附近穴位掌握不好尺度而刺伤内脏，故不敢贸然行针。回想起老师在讲课时曾说：“手少阳三焦之脉，起于小指次指之端，上出两指之间，循手表腕，出臂外两骨之间，上贯肘，循臑外上肩……”也就是说，手少阳三焦经起始于第四指（无名指，小指次指）之末端，上行出于第四、五掌骨之间，沿手背到达腕关节背部，穿过肘关节部，沿上臂外侧上行至肩关节部。可见针刺手少阳三焦经的穴位可治疗肩关节部位的疾病。而中渚穴是手少阳三焦经的常用穴位，该穴部位特殊，极易掌握，针刺深浅过左过右、操作手法轻或重一般不会引发医疗纠纷。于是就针其右侧中渚穴，用 1.5 寸毫针刺入，针尖向上，得气后用平补平泻手法操作 5 分钟，留针 30 分钟后再操作 5 分钟，然后出针，1 日 1 次。治疗 5 日，肩关节部位疼痛消除。

【按】手少阳三焦经循行于肩关节部位，针刺手少阳三焦经的穴位可治疗肩关节疼痛。取该经的常用穴位中渚穴，部位特殊，易于操作，安全有效，尤其适用于初学针灸者选用。

2. 循经取穴治疗鱼际肿痛

习某，女，44 岁，农民，就诊日期：1980 年 5 月 7 日。干活儿时不慎扎伤右手鱼际处，起初未在意，后来伤口感染，伤口处红肿热痛，影响劳动。本村赤脚医生给予红霉素、维生素 C 片、去痛片口服，治疗 4 天，不见好转，欲静点青霉素。她想：这么点小伤哪值得输液治疗？既兴师动众，又浪费钱财。因而没有输液，跑来找我。我看了看伤口，局部红肿，按之疼痛，皮肤发热，但尚未溃脓，舌象正常，脉象略数，就告诉患者："你回去继续吃红霉素、维生素C片，先不用吃去痛片，我给你扎一针放点血，看看效果如何？"遂即在她的右侧少商穴点刺出血，用消毒棉球擦拭干净后再挤出血，如此反复3次。第二天，患者鱼际处红肿热痛明显减轻，嘱患者停用消炎药，继续治疗3次后痊愈。

【按】鱼际处正当手太阴肺经循行之处。鱼际处外伤感染，相当于肺经感受毒邪，与外伤处败血相合，阻碍气机。用三棱针点刺肺经最后一个穴位少商出血，既可泄热解毒，又能活血化瘀，祛腐生新，通畅气机，因而取得了理想的效果。

3. 针刺昆仑、跗阳、承扶、殷门穴治疗腰骶臀部疼痛

刘某腰骶部疼痛，连及左臀，活动受限，翻身都很困难。1981年11月13日求余治疗。

诊其舌淡苔白，脉浮，知其为风邪侵袭太阳经脉之故。经云：足太阳膀胱之脉……其支者，从腰中，下夹脊，贯臀，入腘中……即针患者双侧下肢足太阳膀胱经常用穴位——昆仑、跗阳、承扶、殷门，得气后留针30分钟，再以平补平泻的手法捻转针柄3分钟出针。第二天患者来后即告知腰骶臀部疼痛大为减轻。遂以第一天的穴位用同样手法治疗1次，患者腰骶臀部疼痛消失。

【按】腰骶臀部是足太阳膀胱经循行之处，风邪侵袭太阳经脉，经气不利，故而疼痛。取该经常用穴位昆仑、跗阳、承扶、殷门是循经取穴的具体应用。该取穴法操作简单，安全有效，是中医学徒和刚毕业学生的首选之法。

4. 循经取穴治疗咳嗽

1975年元旦，患者田某说他咳嗽十来天了，也不吐痰，让我想办

法给治治。我用听诊器听了听他的肺脏：呼吸音粗糙。舌淡，苔薄白，脉细。此风邪袭肺、肺失宣肃之故。即针患者双侧中府、云门、尺泽，得气后留针 30 分钟，每日 1 次。治疗两次，咳嗽减轻，继针两次，咳嗽痊愈。

【按】“肺为咳”，该例患者咳嗽是风邪犯肺，肺失宣肃之故。中府、云门、尺泽都是手太阴肺经的腧穴，都能治疗咳嗽。诸穴合用，宣肺止咳。

5. 循经取穴和局部取穴结合治疗腹胀厌食

本公社患者王某，腹部胀闷难受，不想吃东西，往县医院、县中医院跑了好几趟，B 超、胃镜、化验，检查了好几次，找不出确切病因，中西药品服用无数，一直不见好转，原本胖大健美的身体很快变成了皮包骨头，乡亲们背地里都说她患了癌症。由于公社卫生院和村保健站的几位老大夫都给她看过，但疗效不好，她原打算找我治疗，可她的一位邻居说我只不过是一个十六七岁的毛孩子，没有多少临床经验，别耽误了病情，她就放弃了找我看病的念头。最近她一连三天几乎水米未进，实在受不了了，才于 1977 年 3 月 11 日抱着试试看的想法来找我治疗。

我通过望、闻、问、切为患者做了详细诊查，认为其系脾虚胃脘积滞，便笑着对患者说：“大嫂，今天天气不错，适合针灸治疗，我给你扎两针试试。如果天气不好，你来了我也不给你治疗。因为阴雨天气地球的磁场会发生变化，影响针灸疗效。”随即掏出银针，消毒之后，先对患者的双侧足三里进行针刺，得气后（针刺后局部有酸、麻、涨感）左右捻转针柄各 5 分钟，后留针 30 分钟以健脾益气，增强肠胃功能；然后以 2 寸毫针刺入患者的中脘穴，得气后与皮肤呈 35°角分上、下、左、右 4 个方向用强刺激的手法平刺，每次进针后再用平补平泻的手法（快速左右捻转针柄）各操作 5 分钟（中脘穴主治消化系统疾病，能和中开胃，用此手法能促进胃肠蠕动，增进食欲）。等操作结束，她的肚子就“咕……咕……”直响，当下就喊有了食欲，马上跑到附近的小卖部买了个面包，就着汽水充饥。我见状忙喊患者停止饮食，回去做点小米粥，一定要稀烂才食，小米粥养胃，而且一定要少食多餐。在场的患者个个愕然……

【按】胃脘积滞取足阳明胃经的常用穴位足三里，属于循经取穴；针刺胃脘部位的中脘穴，属于局部取穴。我在临床治疗胃脘部疾病时，常采用循经取穴和局部取穴相结合的针灸方法，疗效相当可靠。

6. 循经取穴治疗不安腿综合征

邻村年过六旬的康某患不安腿综合征，每天晚上一过 12 点，她的左下肢就难受异常，说疼不疼，说麻不麻，说酸不酸，说涨不涨。翻来覆去难以入睡，一直到凌晨 2 点半以后难受感才逐渐减轻。此种情况断断续续已近 10 年，期间曾多次求医问药，都没有明显效果。1988 年 4 月 17 日求我治疗。

我详细询问了大娘的病史和婚育史，知老人 14 岁结婚，生育有 4 男 4 女，切其脉，左侧寸、关、尺沉细无力。推断老人因多产多育，数伤于血，年轻时气血旺盛，没什么病理反应，中老年后精血逐渐亏虚，难以维持正常的生理活动。患者难受的时间是午夜 12 点到凌晨 2 点半，按时辰推算，应是子时中段到丑时末段这一时段，子时胆经主令，丑时肝经主令，这两条经脉分别循行于下肢内、外侧，肝胆同主疏泄，肝脏又是藏血之脏，体阴而用阳，每到此时，两条经脉精血空虚，难以维持正常的生理活动，疏泄不及，经脉瘀滞，就会出现一系列难受感觉。

于是就对胆经的阳陵泉、环跳、风市、悬钟，肝经的太冲、中都、曲泉、阴包进行针刺，前后治疗一周，老人病获痊愈。

【按】阳陵泉、环跳、风市、悬钟都是足少阳胆经穴位，分布于下肢外侧，能疏通经络，宣畅胆经气机，使下肢舒畅；太冲、中都、曲泉、阴包都是足厥阴肝经穴位，分布于下肢内侧，能养肝血、通经络、畅气机，合而用之，养肝血，通经络，安神志，使下肢舒畅。

第三节　辨证取穴法

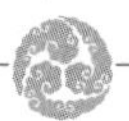

辨证取穴法是根据临床辨证结果，结合穴位的功能主治、穴位性质取穴的针灸治疗方法。这种取穴方法临床最为常用，效果可靠，是局部取穴、循经取穴的进一步发展。

1. 解表清热治疗感冒发热

1975 年元旦，杨某找到我家说她冷得发抖，让我看看怎么治疗。我用手摸其额头，额头滚烫，一测体温，体温 39.8℃，舌淡苔薄白而干，脉浮数，就告诉她："你这是风热感冒，去保健站拿点安乃近、银翘解毒丸吃吧！"她回答说："我昨天就感到发烧，去保健站找某医生开了点安乃近、强的松、维生素 C、银翘解毒丸，吃了 3 顿觉着不管用，今天一起来烧得更厉害了。我又去找他看了看，他说不行就给我输液。我不想输液，你看看给想个法子吧！"我拿出银针，在她的大椎、风池（双）、曲池（双）各刺了一针，得气后小幅度捻转针柄各 5 分钟出针。操作完毕后让患者回家喝两碗白开水，盖上被子微微发点汗。她遵嘱而行，第二天体温就降到了 36.8℃。

【按】大椎穴为督脉穴位，善治热病；风池穴为足少阳胆经穴位，别名热府，能疏风解表清热；曲池穴为手阳明大肠经穴位，善治热病、退烧。合而用之，能疏风清热、解表退烧。

2. 宣肺、止咳、化痰、平喘治疗咳喘

41 岁的刘某咳嗽吐痰，1975 年 4 月 12 日找我治疗。问知患者除咳嗽吐痰外无其他不适，听诊双肺呼吸音粗糙，体温 36.5℃，舌淡苔白

腻，脉滑。此乃痰浊阻肺、肺气不利之故也。针双侧肺俞、中府、云门、尺泽、丰隆，得气后留针30分钟，每日1次，前后治疗5次，咳嗽吐痰消除。

【按】本方以肺俞、中府、云门、尺泽宣肺止咳；丰隆穴化痰。合而用之，宣肺理气，止咳化痰。

56岁的王某患有支气管哮喘，每逢秋冬季节哮喘加重，素常服四环素、氨茶碱、麻黄素、复方甘草片维持。1975年冬天哮喘加重后，服用这些药物控制不住，于1976年1月10日找我治疗。望其咳喘痰鸣，吸多呼少，吸气时天突穴部位凹陷明显，没多会儿工夫就咳了好几口痰，听诊其双肺布满哮鸣音和湿性啰音，舌淡，苔白腻，脉弦滑。此乃痰浊阻肺、肺失宣肃之故。针定喘（双）、肺俞（双）、中府（双）、尺泽（双）、丰隆（双），得气后留针30分钟，每日1次。连续治疗1周，咳喘痰鸣基本控制。

【按】定喘穴为经外奇穴，善于通宣理肺、止咳平喘；肺俞穴虽为足太阳膀胱经穴位，却主治咳喘；中府、尺泽为手太阴肺经腧穴，功善宣肺止咳平喘；丰隆穴理气化痰，共奏宣肺、化痰、止咳、平喘之功。

同日，患者田某说他咳嗽十来天了，也不吐痰，让我想办法治治。我用听诊器听了他的肺脏：呼吸音粗糙。查其舌淡苔薄白，脉细。此风邪袭肺、肺失宣肃之故。即针肺俞（双）、中府（双）、云门（双）、尺泽（双），得气后留针30分钟，每日1次。治疗两次，咳嗽减轻，继针两次，咳嗽痊愈。

【按】肺俞穴虽为足太阳膀胱经穴位，却主治咳嗽；中府、云门、尺泽都是手太阴肺经的腧穴，都能治疗咳嗽。诸穴合用，宣肺止咳。

3. 辨证取穴治疗恶心呕吐

高某恶心呕吐、腹部胀满、胃脘部嘈杂难受，注射甲氧氯普胺、庆大霉素后收效甚微，遂于1975年5月5日找我治疗。患者手捧腹部，不时恶心呕吐，自述胃脘部嘈杂难受，嗳腐吞酸，腹部叩诊呈鼓音，舌淡苔白腻，脉弱。此脾胃虚弱、运化无力、胃失和降、浊气上逆之故。针足三里（双）、上脘、中脘、下脘、上巨虚（双），得气后足三里用补法捻转针柄5分钟，其他穴位用泻法捻转针柄5分钟后各穴留针30分钟出针，起针后患者就停止恶心呕吐，胃脘部感觉舒适。

【按】足三里能健脾和胃；上巨虚能降逆止呕；上脘、中脘、下脘能和中理气止呕，共奏健脾和胃、降逆止呕之功。

4. 健脾和中治疗腹痛腹泻

32岁的李某腹痛腹泻，自服诺氟沙星、氯霉素、颠茄片等无效，1976年2月22日找我治疗。患者腹部疼痛，喜温喜暖，肠鸣辘辘，就诊期间去了两趟厕所，听诊肠鸣音亢进，舌淡苔薄白，脉沉迟。此寒邪犯胃，阻碍气机，导致大肠传导失司之故。针足三里（双）、地机（双）、天枢（双）、中脘、下脘，足三里、地机用烧山火手法，其他穴位用平补平泻手法捻转针柄5分钟，留针30分钟，每日1次，治疗3次，腹痛腹泻明显减轻，继续针灸2次，腹泻痊愈。

【按】足三里、地机健脾止泻，用烧山火手法是为增强其暖胃散寒之功；天枢理肠止泻；中脘、下脘和中止痛。合而用之，可健脾胃，止泄泻，理气机，止腹痛。

5. 疏风清热开窍治疗风热头疼

本村30岁的张某，头痛2天，1975年5月6日找我治疗。我望其眼泪汪汪，听其说话声重，摸了摸脉，脉象浮数，测体温37.6℃，经询问得知他头痛的部位主要是前额部，伴鼻塞。心想这位大叔可能是得了风热感冒，就用1寸毫针针刺了双侧风池以求疏风退热止痛，又针刺了上星穴以求开窍止痛。谁知第二天他又来了，说针灸后头疼是轻了点，但鼻塞、眼睛出泪和前天无异。我就把双侧风池、上星穴又针刺了1次，接着又针刺了太阳（双）、印堂以求清头明目、疏风开窍止痛，第三天他的头疼、鼻塞、眼泪汪汪就全好了。

6. 温胃散寒、和中止痛治疗腹痛

1975年3月12日晚上，我到一个同学家里串门，恰巧他母亲胃痛难受，手捂肚子，坐卧不宁，呻吟不止。见我来了就叫我先给她治治。我见她胃痛拒按，舌淡苔薄白，脉象沉迟，猜想大娘可能是吃晚饭吃得凉了，寒邪阻碍气机引起的胃痛。掏出随身携带的银针，在他母亲的中脘、上脘、下脘、内关（双）各扎了一针，内关用烧山火手法，其他穴位用平补平泻手法操作2分钟后留针30分钟，然后再以同样手法操作2分钟出针，起针后不到2分钟，他母亲就说胃不痛了，还没等我告辞回家就酣然入睡。

【按】内关和胃止痛，用烧山火手法是为增强其温胃止痛之效；中脘、上脘、下脘和胃止痛、调理气机，选穴精当、手法正确，故能应手而效。

7. 健脾胃、助运化、消积滞治疗胃脘嘈杂

乡邻王某胃脘嘈杂7天，经某村医给予胃蛋白酶、酵母片、槟榔四消丸治疗3天无效。1976年3月3日来找我治疗，我见其舌苔白腻而厚，脉象弦滑，就针刺上脘、中脘、下脘、双侧足三里、双侧支沟，各穴得气后均以平补平泻手法操作两分钟，留针30分钟出针。针灸当天没用任何药物，下午就感觉胃脘部舒适，他很高兴，第二天又让我给他针灸了一次，也没用药物，连续针灸3天，胃脘嘈杂就痊愈了。

【按】患者胃脘嘈杂难受，舌苔白腻而厚，脉弦滑，是脾虚不运，胃肠积滞的表现。取上脘、中脘、下脘以和胃理气；双侧足三里健脾和胃助运化；双侧支沟穴通调肠道、促进胃肠道污浊物排泄。诸穴同用，共奏健脾胃、助运化、消积滞之效。

8. 辨证取穴治疗中暑

1975年7月21日，本村的田某突然上吐下泻，体若燔炭，头痛欲

裂，呻吟不已，某乡村医生已为其输液 2 个多小时，不见好转。家属邀我出诊。

那天的天气特别闷热，我赶到患者家里，已是汗流浃背，喘不上气来。经过望、闻、问、切一番忙活，知道他是中暑了，赶紧取出随身携带的银针，点刺十宣放血，以求清暑泄热；接着针刺大椎、曲池、中脘、天枢、足三里、上巨虚以求清暑泄热、健脾止泻、和中止呕。

15 分钟后，田某头痛减轻，呕吐停止，但仍有腹泻。遂又对患者的长强、天枢（双）进行了一次针灸治疗，以求和中理肠止泻，又过了 15 分钟，患者症状完全消失。

9. 辨证取穴治疗便秘

63 岁的李大爷 7 年前开始大便秘结，百治不效，在县医院诊断为习惯性便秘。须每日服果导片、通便灵维持。1976 年 3 月 19 日找我讨要治病良方。我想支沟穴能泄热通便，善治习惯性便秘；天枢穴能调理肠胃，促进排便，就每日针刺他的双侧支沟、天枢穴。一开始非常有效，但隔几日不针就便秘如故。为求稳妥有效，我就把穴位的位置告诉他，让他每日吸烟时用纸烟熏灸这 4 个穴 10 ～ 15 分钟，不过半年，老人大便顺畅，多年顽症痊愈。

10. 辨证取穴治疗不同病因引起的头疼

1978 年 4 月 2 日，一个年轻少壮的男性患者郭某来找我，他体若燔炭，面色通红，体温高达 39.6℃，头痛如劈，抱着脑袋直喊娘。村保健站的医生认为患者是急性脑膜炎，已经给予青霉素、氢化可的松、生理盐水静点。输液近 5 个钟头，患者体温稍退但头痛不减。他说："我的头实在胀痛得受不了了，去医院要耽误半天的时间，等去了医院我也就疼死了，您也不用管我是脑炎、肠炎，先给我扎两针止止痛吧！"

我马上给患者做了详细检查：体温 39℃ ；发热恶寒、无汗，虽高热但喜盖衣被；无恶心、呕吐；脑袋虽然胀痛、脖子强痛，但巴氏征阴性，克氏征阴性，没有明显的反射性呕吐等脑膜刺激征；舌淡苔白，脉浮紧。故我认为该证系重感冒，也就是《伤寒论》所说的太阳伤寒表实证，就掏出银针消毒后在患者的大椎（祛风泄热）、风池（双侧，除风泄热，主治感冒）、太阳（双侧，除风治头痛）、曲池（双侧，除风泄热，主治感冒）进行了针刺，出针后不过15分钟，患者热退身安，脑袋也不痛了。患者及其家属千恩万谢，一个劲儿夸我医术高超。

工夫不大，本村王某领着自己不满12岁的儿子来找我，说孩子患鼻窦炎有一年多了，经常头痛、头昏，影响学习，要求我给孩子扎扎针试试。我给孩子详细检查后对孩子的印堂（清头明目，通鼻开窍）、上星（清热利窍、醒神清脑、升阳益气，它与印堂都有治疗头痛的作用）、迎香（双侧，疏散风热、通利鼻窍）、太阳（双侧，疏风治头痛）进行针刺治疗。刚拔出针，孩子就说头脑清亮了，也不怎么痛了。

这位患者还未走，本村中年妇女周某因左侧偏头痛紧皱双眉，捂着脑袋来找我针灸，我查其舌脉后认为患者得的是血管神经性头痛。对患者的百会（善治头痛，能使患者心情舒畅，解除烦恼）、太阳（左侧，除风治头痛）、风池（左侧，主治少阳头痛）、血海（双侧，调节血流量，祛风活血止痛）、丝竹空（左侧，主治偏头痛，镇定、营养神经）、阳陵泉（双侧，疏肝解郁止痛）进行针刺治疗，留针不过15分钟，患者紧皱的双眉即舒展开来，连连夸我针法好。

这一切都被同诊室的同事赵医生看在眼里，等患者走完后，他就问我说："刚才你处理的几个患者都是头痛，你用不同穴位治疗头痛都取得了很好疗效，这其中的道理你能给我说说吗？"

我就解释说："第一个患者是重感冒，《伤寒论》开篇就说：'太阳之为病，脉浮，头项强痛而恶寒。'也就是人们所说的太阳伤寒表实证，治疗要点是发汗解表。取大椎、曲池发汗解表退热；风池、太阳穴疏风止痛。第二个患者是鼻渊头痛，治疗要点是通鼻窍、止疼痛。取迎香穴祛风通窍，理气止痛；印堂清头明目，通鼻开窍；上星清热利窍、醒神清脑；太阳祛风活络止痛。第三位患者是血管神经性头痛，治疗要点应该是舒张血管、缓解紧张情绪。取血海引血归经、化瘀止痛。《金针梅花诗钞》血海条曰：‘缘何血海动波澜，统血无权血妄行。’可见血海穴在功能上有引血归经，治疗血分诸病的作用。阳陵泉能疏肝解郁、活血止痛。百会为人体督脉经络上的重要穴位，系诸阳之会，能开窍醒脑、安神定志，可升可降，可静可动，在此起醒脑、安神、止痛作用。取太阳、风池、丝竹空等患病部位局部取穴以祛风止痛。若患者头痛是由神经衰弱引起的，就应取安眠、太阳、风池、列缺等穴位安神止痛；若头痛是由肝阳上亢（高血压）引起的应取三阴交、阴陵泉、列缺、曲泉滋补肝肾、降压止痛；肝火引起的头痛应取内庭、阳陵泉、列缺、太阳、上星等降肝火、止头痛……”

11. 辨证取穴治疗不同原因引起的腹痛

1978 年 4 月 11 日，本村妇女张某因胃溃疡腹痛难忍，求我针灸治疗。我把脉验舌后取内关、中脘、足三里、期门、阳陵泉、太冲进行治疗。第二天另一位患者刘某因十二指肠球部溃疡腹痛难忍，我就取内关、中脘、足三里、脾俞用艾灸进行治疗，疗效都不错。

【按】张某腹部胀痛、脉弦，其腹痛是因肝气犯胃引起的，取期门、阳陵泉、太冲疏肝理气；内关、中脘、足三里和胃止痛。刘某腹部隐痛、恶寒喜暖、苔白脉细，其腹痛是因脾胃虚寒引起的，取足三里、脾俞健脾益气，内关、中脘和胃止痛，改用艾灸，加强了温经止痛的效果。若腹痛是由瘀血阻络引起的，应取中脘、血海、膈俞、内关活血止痛；腹痛是由食滞胃脘引起的，应取上脘、中脘、支沟、阳陵泉消食导滞、行气止痛；若腹痛是由胃火亢盛引起的，应取中脘、内庭、内关、厉兑穴清胃泻火止痛；若腹痛是由肝火犯胃引起的，还应取大敦、行间、中脘、内关清肝泻火、和胃止痛。

12. 辨证取穴治疗脑血栓

本村七旬老农王某，1986 年 7 月 11 日患脑梗死，左侧肢体完全瘫瘓，不能活动，输液十几天效果不明显。我就每天中午利用休息时间回去为他针灸，上肢针刺患侧肩井、肩髃、手三里、尺泽穴、内关透外关、合谷、劳宫；下肢针刺患侧环跳、殷门、承扶、委中、委阳、承山、三阴交、公孙、梁丘、血海、足三里、阳陵泉。这些穴位都有除风活血、疏通经络、恢复患者运动功能的作用。由于患者虽然年老，但素常体格强健，患病后脉象一直弦而有力，我就采用强刺激手法进针，得气后留针 30 分钟。针灸治疗期间，患者一度牙龈肿痛、大便干结，我又加刺支沟、太冲泻肝胃之火以通大便。针灸治疗一个多月，患者不仅恢复了正常的农田劳动，还能骑自行车四处转悠。

13. 辨证取穴治疗心肺功能衰竭

邻村赵老汉患有肺气肿，每年立冬后咳喘加重，需百喘朋、氨茶碱、泼尼松、四环素等药维持。1979 年冬天病情复发后，单纯服用上述药物已控制不住症状，必须肌注青霉素、链霉素才能维持一段时间。

这年除夕，他的哮喘突然加重，呼吸困难，不能平卧，不敢活动，冷汗淋漓，家属急邀我出诊治疗。看到患者仰卧在被褥上，面色暗黄，额头冷汗淋漓，口唇青紫，呼吸困难，三凹征明显，表情淡漠，听诊两肺布满哮鸣音，两肺底有湿性啰音，心率 106 次 / 分，舌质暗淡苔白滑，脉细数。

患者心肺功能均已衰竭，病情严重，生命垂危！

抢救工作必须争分夺秒，准确无误！

我马上让家属去卫生院拉氧气罐，立即为患者挂了两路液体，一路入酚妥拉明、呋塞米等强心利尿药；一路入青霉素、氢化可的松、喘定等消炎止咳平喘药。没多久，家属拉来了氧气后，又为患者输上了氧气。

20 分钟过去了，患者病情不见好转！大家把心都提高到嗓子眼上，不约而同地把目光转到我的身上。

稍加思索，我掏出随身携带的针灸包，抽出一寸毫针消毒后点刺百会穴醒脑开窍、通达阴阳脉络、调节机体的阴阳平衡；内关穴（双）强心；膻中穴调理气海，兴奋呼吸；肺俞（双）、定喘（双）宣肺止咳平喘。由于老人体质较弱，心肺功能衰竭，各穴采用轻刺激手法，得气后不提插捻转，留针 15 分钟。针刺完毕，赵老汉呼吸逐渐平稳，面容、口唇逐渐转红，我和家属都松了一口气，看来老人又能过一个轻松、温馨、愉快的春节了。

14. 辨证取穴和局部取穴治疗神经性头痛

我刚到卫生院工作不久，单位附近初中的一名学生因神经性头疼发作，不能坚持上课。老师将他领到卫生院，一位高年资医生给他开了三溴片、去痛片、维磷补汁、维生素 B_1 等药品。5 天后老师又将他领来了，找到我说吃了药效果不大，孩子还是只喊头疼，不能听课。我即为他针灸百会、率谷（双）、印堂、上星、风池（双），刚起完针，孩子就说头不疼了，第二天就能坚持正常上课。以后老师又领他隔日找我针灸 1 次，前后针灸不过 7 次，困扰他两年多的神经性头疼完全康复。

同诊室赵医生问我为什么取这几个穴位能治好多年的神经性头疼？我就毫不保留地说：百会穴又名三阳五会，有清头散风、开窍醒神之功效，手足少阳、足太阳三阳经，以及足厥阴经和督脉交会于此。本穴是治疗督脉病、神志病，以及肝阳上亢、肝风上扰和风热上攻以及神经功能障碍引起的头部疾患的要穴，尤其治疗神经性头疼效果显著；率谷、印堂、上星、风池都是头部穴位，都有治疗头痛的作用，其中印堂穴还有宁心安神的作用；上星穴还有清热利窍、醒神清脑的作用；率谷穴也是治疗神经性头疼的常用穴位。赵医生听了，点头称是。

15. 辨证取穴治疗小脑梗死

患者刘某，1980 年 12 月份的一天突然昏倒，不省人事，被急送至县医院治疗。经省城某医院 CT 检查为小脑梗死，治疗 1 个多月，患者神志清楚，能够行走，但头晕不减，右侧肢体肌力下降，走路步态不稳，摇摇晃晃，时常跌倒，想在哪里站一会儿就得不时抬腿踏步以求平衡。

两个月后，即 1981 年 3 月 26 日，他来找我，我见其舌质偏红，脉象弦细。认为患者是肝肾不足、肝阳上亢所致，就在他的右侧三阴交、复溜、涌泉、阳陵泉各刺入 1 针以求滋补肝肾、镇潜肝阳，使肝风得平、眩晕得止；再刺太冲穴平肝息风，每个穴位都是得气后留针 30 分钟。一直针灸 28 天，患者头晕消除，走路步态稳健，恢复正常的体力劳动。

16. 辨证取穴治疗语言謇涩

1985 年 5 月 15 日，某中学校长王某睡觉醒来后舌根发硬，说话语言謇涩。遂急往医院检查治疗，脑电图、腰穿、CT 都检查遍了，都查不出确切病变，中药、西药吃了一大通，也没有明显效果。他来卫生院找我，要求针灸治疗。我详细听取了他的病情介绍，见他说话气短，精神萎靡不振，舌质暗淡，舌体较胖，苔白腻，脉弦细。

我断定校长平时工作压力较大，思虑伤脾，中气亏虚，脾虚不运痰湿内生；在单位工作，哪能处处顺利，想必肝气不舒，气滞血瘀。顽痰瘀血结聚于廉泉，所以舌根发硬，语言謇涩。

我取出三棱针，消毒后将金津、玉液点刺放出少量血液以求疏通经气、调和气血、开窍醒脑、增强舌体的运动功能，然后用 3 寸毫针刺入上廉泉（化痰开窍，增强舌体的灵活性）2.5 寸，用平补平泻的手法反复捻转（强刺激）5 分钟，休息 5 分钟后再捻转 5 分钟，半小时后将针起出；最后再用 2.5 寸毫针刺入合谷（双侧，疏通经脉、化痰利窍）、阳陵泉（双侧，疏肝解郁、活血通络）2 寸，反复刺激 10 分钟后起出。

操作 1 次，王校长自觉舌体转动较前灵活，别人也听他说话较前顺畅。先后针灸 7 次，语言恢复流利。

17. 辨证取穴灸治阳痿

胡某刚过30岁，患上了阳痿。他看了不少医生，甚至看过专家，不知吃了多少保健品，服了多少壮阳药，就是不见效果，思想压力很大。1985年6月12日他找到我要求治疗。患者面色萎黄，腰疼、腰膝酸软，夜尿频多，舌质淡胖舌苔白，脉弦细。

详细诊查后，我认为他的病是由于先天不足，后天肝郁脾虚，宗筋失养所致。即为他每日灸关元、命门以求培补肾元、增强肾活力；足三里（双）健脾益气、濡养宗筋，补后天以养先天；阳陵泉（双）疏肝解郁。隔日隔姜灸1次，每次每穴灸3壮，不到两个月，患者豁然痊愈。

18. 辨证取穴治疗癫痫

邻公社某村社员张某患有癫痫，经常发作。1980年8月4日发作一个多小时后一直没有清醒过来，本村赤脚医生用尽了办法，就是不见好转，家属邀请我出诊治疗。赶到时患者持续癫痫发作已经有3个多小时了。

见患者口吐白沫、四肢抽搐、神志昏迷、脉象弦滑，我认为患者系风痰上窜清窍所致。就先用三棱针点刺患者的人中、十宣放血以开窍醒神；再针刺患者的大椎、陶道以定痫安神；最后针刺丰隆（双）以豁痰定痫。前后不到5分钟，患者呼吸平稳，抽搐停止，口中停止吐涎沫，酣然入睡。家属感激异常。

19. 辨证取穴治疗中暑

1976年8月8日下了一场大雨，空气潮湿，风力微弱，骄阳似火，闷热难耐。

本乡刘某下田除草，将近中午，他感到头晕、头痛、呕吐，不得已跑到卫生院找我治疗。测其体温38.6℃，按其腹部柔软，舌淡苔白腻，脉濡数。我诊断老乡是中暑了，开了点藿香正气水、安乃近、维生素

B_6之类的药品让其回家。取上药品刚要往回走，他突然昏倒在地，不省人事。我赶紧取出随身携带的银针，用三棱针点刺人中穴以开窍醒神；十宣放血泄热祛暑；接着针刺大椎、曲池（双）、太阳（双）、足三里（双）、上巨虚（双），试图清暑泄热、祛风止痛、和中止呕。操作完毕，时间不过30分钟，他神志清晰，症状完全消失。

20. 辨证取穴治疗食物中毒

1977年8月27日中午，我和几位好友相约去饭店吃饭。刚刚就座，邻桌一位顾客突然大喊腹痛，没多久即上吐下泻。医生的责任心驱使我上前去为患者看了看，这时那桌酒席已近尾声，只见患者酒气扑鼻，呕吐物腥臭，摸其体若燔炭，脉象短促。知其病症是由于食物不洁造成的。随即掏出自己随身携带的银针，在他的中脘、天枢（双）、足三里（双）、上巨虚（双）、曲池（双）各扎了一针以和中止痛、清热解毒、止呕止泻；为防闭门留寇，我又用白纸卷成小纸卷刺激他的悬雍垂催吐，以便让他吐出胃内残留的食物。前后不到一个小时，那位患者恢复正常。

21. 辨证取穴治疗头痛高热

1988年，我去石家庄参加一个学术会议，为了省钱，晚上我和本村几个在省城打工的老乡挤在了一起。睡到半夜，一个老乡突然嚷嚷他的头痛得厉害。我起来一摸，他体若燔炭。几个老乡平时都体壮如牛，谁都没有解热镇痛药，三更半夜到药店去买药人家早已打烊，到医院看急诊肯定会花费不少诊疗费用，大家伙急得团团转，同时把目光转向我。我出门在外，身旁也无药品，巧妇难为无米之炊，只好给他扎扎针灸看看。

我掏出随身携带的银针消好毒后在他的大椎、风池（双）、曲池（双）、太阳（双）、列缺（双）各扎了一针以泄热解表、疏风止痛，不到20分钟，那个老乡就说头不痛了，别人用手摸他的皮肤也不觉烫手了。大家纷纷赞叹不已。

22. 辨证取穴治疗咳嗽

乡卫生院所在地孙某得了重感冒，高热头痛，咳嗽吐痰。村赤脚医生给了她一些药品，等把药吃完了，热退头痛减轻，就是咳嗽不减，咳吐大量黄稠痰。没有办法，她只好于1987年3月12日请求我为她针灸治疗。望其面色发红；咳嗽频作、吐痰黄稠；听诊双肺呼吸音粗糙；舌苔黄腻，脉滑数。我认为她是肺热痰湿壅滞之故，取中府（双）、尺泽（双）、列缺（双）、天突清泄肺热、止咳化痰；加丰隆（双）化痰。针灸3次，患者咳嗽明显减轻，连针7次，咳嗽咳痰基本消除。

23. 辨证取穴治疗失眠

邻公社赵某，患失眠1个多月，屡服镇静安神药不解，又服了1个礼拜的养血安神的中药效果也不理想，1984年12月15日找我治疗。患者面色萎黄、失眠多梦、心悸易惊，舌嫩红苔薄白、脉沉细。此乃心血不足、心神失养之故。我就针刺患者双侧三阴交滋阴养血；双侧内关穴养心安神；双侧足三里健脾养血；双侧安眠穴安神助眠。先后针灸5次，患者面色好转，心悸易惊消除，但仍失眠多梦。继续针灸三阴交、安眠穴7次，患者睡眠复常。

24. 辨证取穴治疗多寐

本公社王某和赵某的病症正好相反，她每天睡十五六个钟头都不解乏，不管农活儿多忙，家里有什么烦心事儿，她躺下就能睡着，就是醒了也无精打采，少动懒言，对任何事情都不感兴趣。为此她求过不少医生，中药、西药都效果不太明显，1984年5月8日来找我治疗。诊见患者面色㿠白，舌淡苔白腻，脉弱。我判断患者脾肾不足、脾虚湿困、元气衰微，即针刺患者的关元穴以求培补元阳；足三里（双）以求健脾益气；丰隆穴（双）以求健脾运湿豁痰；百会穴升举清阳，配合四神聪开窍醒神。先后针灸 7 次后，她白天基本上不再瞌睡，能坚持一般生产劳动。继续针刺 10 次后，患者晚间睡眠正常，白天精力充沛。

25. 辨证取穴治疗咳喘

1976 年冬天，邻村 79 岁的郭某多年的支气管炎又犯了。咳嗽哮喘、痰声辘辘、一动就喘得上不来气儿。她的老伴儿于 2 月 13 日用手推车拉来找我看病。我便详细为老人验舌把脉：舌质淡、舌苔白滑，脉虚而无力。可见老人脾肺气虚、痰湿壅肺、肾不纳气。因老人家境贫寒、生活困难，我就为老人针天突、定喘（双）、肺俞（双）宣肺平喘；足三里（双）、丰隆（双）健脾化痰；关元培补元气以求纳气定喘。由于老人年老体弱、行动不便，居住地又离卫生院较远，且系慢性病，我就让老人隔两日来卫生院针灸一次，中间两天让其老伴儿每天隔姜灸定喘（双）3 ～ 5 壮，一直坚持了一个多月，老人的哮喘明显减轻，能从事日常劳动。

26. 辨证取穴治疗中风面瘫

杨某于 1977 年 4 月 11 日早晨起床后右侧口角向下歪斜，说话漏风，右眼也闭合不严，眼泪直流，急忙跑到我家治疗。我仔细观察了她的症状，说：你这是面神经麻痹，中医说是中风了。即针刺右侧颊车、地仓、上关、下关、风池、太阳、四白、合谷（各穴进针得气后捻转 3 分钟，然后留针 15 分钟，再捻转 3 分钟后留针 15 分钟起针）以疏风活络。第二天患者又来治疗，说昨天针灸后症状一点也没好转，现在感觉比以前还严重，吃饭右侧嘴角往外漏汤。我就在昨天针灸穴位的基础上，用 0.5 寸针刺其右侧睛明穴，左手将患者眼球推向右侧并固定，右手快速将针灸针刺入，不提插捻转，留针 30 分钟以增强疏风活络之功；同时加刺人中穴以增强穴位刺激量，促进神经功能恢复。针灸 2 次，症状明显减轻。继续针灸 5 次，面部恢复正常。

27. 辨证取穴治疗歇斯底里

1976 年 7 月 3 日中午，张某和几个妇女一块儿在树下乘凉拉家常，谈及她的家庭矛盾，不一会儿她的精神就出现了异常，一会儿哭，一会儿笑，说话前言不搭后语。家属急邀我出诊。诊见患者哭笑无常，言语错乱，舌淡脉弦。此歇斯底里，肝郁化火、心神被扰之象昭然，我掏出随身携带的针灸包，首先针刺人中、百会开窍醒神；接着针刺太冲（双）、阳陵泉（双）疏肝解郁、泻肝火；再针内关穴（双）宁心安神定智。没过多久，患者精神复常，谈笑自如。

28. 辨证取穴治疗眩晕

邻村孙某 1986 年 5 月 11 日清晨起床后感到有点眩晕但能够活动，他就没在意，早饭前还干了一会儿家务活，但坐在饭桌吃了一顿早饭就站不起来了，儿子把他搀扶起来也站立不稳。家属非常着急，邀我前往诊治。我赶到患者家里，见患者仰卧在床，不敢活动，连说话都细声细语，自述语声大了眩晕更加严重，无恶心呕吐感，闭上眼睛眩晕感也不减轻。测其血压 130/80mmHg；体温 37.5℃；听诊心肺未见异常；舌质淡，舌苔薄白，脉浮数。根据以上脉症，我认为患者是风热上窜，扰动清阳所致。即针刺百会、四神聪理头风、治眩晕、开窍醒神；风池（双）疏风清热，得气后留针 30 分钟。刚一起针，患者就说眩晕减轻了，后来又针灸了两次，眩晕就彻底消除了。

29. 辨证取穴治疗腹痛腹泻

本村刘某患肠炎，腹痛腹泻、嗳腐吞酸，先后口服氯霉素、呋喃唑酮、酵母片，静点庆大霉素、磺胺嘧啶、碳酸氢钠等不得痊愈。1983 年 8 月 11 日求我治疗，观其舌，舌淡苔薄白；把其脉，脉沉细无力；问其症状，答曰腹痛腹泻、泻下如水、日四五行、腹痛绵绵、喜温喜暖、嗳腐吞酸、食欲不振。四诊合参，患者脾虚湿滞、消化不良、大肠传导失司。即针刺天枢（双）健脾祛湿理大肠、和中止痛；水分通调水道、利湿止泻；足三里（双）健脾胃、助运化、和中止泻。治疗 3 次，患者腹泻腹痛消失，食欲复常。

30. 辨证取穴治疗痢疾

王某高热，腹痛下痢，里急后重，恶心呕吐，1983 年 9 月 12 日来卫生院治疗。患者 3 天前突然高热、腹痛下痢，在村卫生室诊断为急性细菌性痢疾，给予氯霉素、呋喃唑酮、颠茄片、安乃近等口服 1 天，未见好转，遂静点庆大霉素、氢化可的松、阿托品等 2 日，继续服用氯霉素、呋喃唑酮仍无明显好转。查其体温 38℃，腹部按之柔软，重按有压痛，腹部叩诊呈鼓音，肠鸣音亢进，自述肛门坠痛，便意频繁，排出物纯为脓血样痢疾，恶心呕吐，食欲不振。舌质偏红，舌苔薄黄，脉洪大而数。此为急性细菌性痢疾，乃湿热疫毒侵入肠腑、邪正相争、气血不调之故。当下针刺天枢（双）、中脘调和肠胃、和中止痛、行气导滞以除痢疾；加足三里（双）、上巨虚（双）健脾清肠治痢；曲池（双）清热解毒、调节肠蠕动；内关（双）和中止呕；长强穴疏理大肠气机而除里急后重。治疗 1 次，第二天患者腹痛下痢减轻、临厕次数减少、体温复常，继续针灸 3 次，患者高热消退，泻痢、呕吐停止，食欲复常。

31. 辨证取穴和局部取穴治疗肢体麻木

32 岁的李某右侧肢体麻木，某医按神经炎给予维生素 B_1、腺苷 B_{12}、人参再造丸等治疗 7 天，未见明显效果而于 1978 年 3 月 14 日求我针灸治疗。患者自述除肢体麻木外无其他任何不适，舌淡苔薄白，脉沉细无力。患者气血不足、经隧不通之象昭然。即针双侧足三里健脾益气生血、双侧血海活血生血通络；再针右侧肩髃、曲池、手三里、内关、合谷、环跳、承扶、阳陵泉、三阴交、昆仑刺激局部神经、舒筋活血通络。各穴得气后留针 30 分钟，治疗 4 次，肢体麻木减轻，继针 4 次，肢体麻木消除。

32. 辨证取穴治疗脑梗死后遗症

年逾五旬的王某不幸患了脑梗死，在市某医院住院治疗20多天回来仍活动不便，走路右下肢画圈，右上肢挎篮；口眼歪斜，言语不清，口涎自出。1986年3月21日求我治疗，我每天为其针灸风池（双）疏风活络；膻中益气活血；上廉泉、廉泉化痰利言；右侧肩井、肩髃、臂臑、曲池、手三里、养老、合谷、劳宫、环跳、承扶、殷门、风市、气海、血海、阳陵泉、足三里、丰隆、三阴交、复溜、公孙、商丘等局部穴位补气活血、息风通络、刺激神经恢复。先后针灸60多次，患者症状消除，活动自如，恢复正常的农业生产劳动。

33. 辨证取穴治疗急性扁桃腺炎

1978年10月11日，卫生院来了一个年纪约20岁的小伙子崔某，高烧，头痛，嗓子肿痛，声音嘶哑，不敢大声说话、咽东西，还略有咳嗽。查体，体温38.6℃，心肺听诊双肺呼吸音粗糙，舌苔薄黄，脉浮数。我按一般风热感冒针刺曲池（双）、风池（双）、大椎以疏风解表、清热止痛，合谷疏风解表、通络止痛；再针刺太阳（双）、印堂清头散热止痛。然后让患者回家休息，多饮温开水。

谁知第二天一早，家属用小车拉来患者说，昨天针灸后病情非但没有好转，今早一起床发现嗓子比昨天痛得还厉害，自觉出气都受影响，呼吸困难，家属非常着急。卫生院一名高年资医生因平时我的门诊量超过了他而耿耿于怀，他伺机跑到小车跟前看了看患者说："这明明是一个急性扁桃腺炎患者，中医叫'乳蛾'，相当严重，非常难治，甚至会有生命危险。这个年轻人不学无术，不知道治疗这种病首先得用抗生素，只晓得用针灸治疗，难道针灸能够杀死和抑制细菌吗？再不输液肯定会出意外。这是一次典型的医疗事故，你们应当向院长或上级卫生主管部门反映，追究他的责任！"

患者及其家属对我的技术水平比较放心，心平气和地说："某大夫，我们是来看病的，不是来找事儿的。治疗过程中出现意外谁知道是疾病本身的问题还是医疗技术问题，我们找杨医生是让他赶紧想办法给解除病痛而不是来追求责任的。况且我们和他无冤无仇，相信他不会故意加害我们。”

那个老大夫碰了一鼻子灰，悻悻地走了。

患者家属找到我，我看了看患者，把脉验舌后心平气和地对家属说:“患者是风热感冒引起的急性扁桃腺炎，我昨天是按一般风热感冒治疗的，没特别注意嗓子的情况，这是我的疏忽，我现在马上按急性扁桃腺炎进行处理。”随即取出三棱针，消好毒后在患者的两个少商穴各点刺了一下，挤出几滴暗红色血液用消毒干棉球擦拭干净；再常规针刺曲池（双）、大椎、合谷（双）疏风解表、清热止痛。不到半个小时，患者就感到呼吸顺畅了。

【按】少商穴是肺经穴位，能清肺泄热。点刺出血能治疗急性扁桃腺炎，临床常与商阳配合应用。

34. 辨证取穴治疗视物昏花

64 岁的康某近 1 年来视力急剧下降，走在路上面对面都看不清对方的脸，经常因看错人而闹出笑话，服了不少药物不见好转，1978 年 6 月 21 日到卫生院找我，要求针灸治疗。其眼睛外观无明显异常，玻璃体不浑浊，眼角膜、结膜无充血、水肿，舌质偏红少苔无津，脉沉细无力。根据其脉症推测，患者肝肾不足、睛明失养、视力减退。患者年老体弱，不宜过度用针，我就针刺其睛明穴（双）、承泣穴（双）以求清肝明目，左手固定眼球右手进针，针刺 0.5 寸后留针 30 分钟，不提插捻转；复溜穴（双）、太溪穴（双）滋补肝肾，得气后留针 30 分钟。起针后患者即言视力好转，以后继续针灸 1 个多月，她的视力基本达到了同龄人的视力水平，再未因视力模糊而出现笑话。

35. 辨证取穴和局部取穴治疗耳聋耳鸣

李某耳聋耳鸣快 1 年了，中西药品服用不少，一直未能治愈，1980 年 10 月 3 日找我要求针灸治疗。患者自诉只要一醒耳朵边就有刮风声响，越是安静，风声越大，听力逐渐下降。舌红少苔，脉弦细。四诊合参，患者当属肝肾不足。肾开窍于耳；肝与胆相表里，足少阳胆经起于目锐眦，上抵头角，下耳后，循行于耳朵前后。肝肾不足，耳窍失养，听力障碍，在所难免。当下针刺听会（双）、上关（双）、率谷（双），局部取穴调理耳聋耳鸣治其标；复溜（双）、三阴交（双）滋补肝肾治其本。前后治疗 1 个多月，耳鸣消失，听力正常。

36. 辨证取穴治疗腓肠肌痉挛

1980 年 4 月 12 日，一位患者坐着马车来到卫生院，下车后在家属的搀扶下一瘸一拐地走到我的诊室。

原来，昨天下午他在麦田浇水时赤脚踩水，受到冷水刺激后腿肚子突然抽起筋来，他自己按摩了一会儿就没事儿了。谁知晚饭后腿肚子抽筋又犯了，而且比下午疼痛得厉害。他赶紧去村卫生室找医生进行治疗，医生说你本身缺钙，受到冷水刺激后腓肠肌痉挛。当下静脉推注了一支葡萄糖酸钙，接着又烤了 30 分钟的神灯，工夫不大就缓解了。医生给了他 1 瓶钙片，让他回去按说明服用。

还不到半夜，腿肚子又抽筋了，而且这一次疼痛得更厉害，双腿不敢着地，只好把医生请到家里治疗。医生检查后又静脉推注了一支葡萄糖酸钙，让他用暖水袋热敷，抽筋还未停止那位医生就离开了。这一夜患者的抽筋就没有完全停下来，一会儿劲儿大，一会儿劲儿小，一直挨到天亮，把医生请来了，他琢磨了一会儿说："不到 12 个钟头，我已给了你两支钙，我认为也达到极限了，不行你去医院看看吧。"家属这才用车把患者拉来。

我详细听完患者的陈述，即把脉验舌，舌淡苔薄白而干，脉沉细无力。

检查到此，我已经知道此病是肾水匮乏、阴血亏损、水不涵木、血不养筋之故。当下取出银针，针刺他的阳陵泉（双）以求舒筋活络、血海（双）以求养血柔筋、复溜（双）以求滋阴补肾。各穴得气后留针30分钟。刚把针起出，他的双腿就停止抽筋，也不痛了。他很佩服，又接连针灸了5次，折磨了他一天多的疾患霍然痊愈。

37. 辨证取穴与循经取穴相合治疗肩臂疼

患者张某年龄才过40，左侧肩臂却已疼了近10年，尤以肩肘关节为甚，吃的药也不少，有时吃药时疼痛减轻，停药后疼痛又恢复；有时干脆吃了也不管用。1980年秋收过后，找我要求针灸治疗。

观察到她舌淡苔薄白，脉沉细。断定其病因是由感受风、寒、湿邪后，经脉痹阻，不通则痛。随即在她的左侧肩井、肩髃、曲池、手三里、合谷等5个穴位进行针刺，得气后留针30分钟，隔日1次，以求温经通络止痛。先后治疗不到20次，多年痼疾，豁然痊愈。

【按】肩髃穴疏通经脉、利关节、活血祛风，肩井穴活血利气、通络止痛。二穴位于肩胛部位，配合应用能通利关节、祛风活血止痛；曲池穴祛风活血、通络止痛，合谷穴祛风湿、通经络止疼痛，手三里通经活络、祛湿止痛，古人认为能治“肘臂酸痛，屈伸难”，三穴都是手阳明大肠经穴位，善于祛风除湿通络止痛。合而用之，使寒湿去、风邪除、经络通、痹痛愈。

38. 辨证取穴治疗不安腿综合征

黄某每天晚上腿肚（腓肠肌）感觉不适，说疼不疼，说痒不痒，痛苦之状难以用语言表述，影响睡眠，看了多家医院，都说是不安腿综合征，中西药品吃了一大堆，就是没有疗效。1981年12月17日经人介绍求治于余。症如上述，脉象无特异发现，舌质淡偏暗，苔薄白。揣摩再三，我认为患者系血行滞涩、经络不通。白昼人体活动频繁，利于血液循环；夜晚人体安卧不动，血行相对缓慢，由于下肢经络不通，血行不畅。同时瘀血属阴，夜晚为阴中之阴，阴得阴助所以夜晚血行更加滞涩，不安腿症状迭出。即针刺双侧血海活血化瘀；双侧承山舒筋活络。当天晚上她就感到腿肚子不适感减轻，睡眠时间明显延长。前后针灸不过 10 次，困扰她多年的不安腿综合征未再复发。

39. 辨证取穴治疗尿潴留

1979 年的除夕之夜，我在卫生院值班，距卫生院 3 公里的一个村的王大爷因前列腺肥大尿潴留让其儿子找我导尿。我二话没说，拿上导尿包就去了。由于老人体质较弱，尿路梗阻严重，当导尿管插到一半时，怎么也插不进去了。疼得他大呼小叫，说什么也不让继续导尿了，但膀胱里的尿液憋得他坐卧不宁，额头直冒冷汗。

此时时间已过半夜，又逢春节放假，送县医院治疗显然不合时宜。不送，自己导尿遇到了困难，老人也不让继续操作，连重新操作一次的机会老人都不给留。怎么办？

我突然想起四髎穴能消除盆腔炎症，通利小便；大葱白贴敷神厥穴能温阳益气，增强膀胱的气化功能。就让家属找来一根大葱白，捣烂如泥，贴于神阙穴（肚脐），再针刺双侧上髎、次髎、中髎、下髎。采用强刺激手段，前后不到半小时，尿液自出，老人非常高兴，千恩万谢。

40. 辨证取穴治疗咽炎

邻村郭某患有慢性咽喉炎，说话声音嘶哑，咽喉部不适，总觉着好像有一个东西堵在那里咯不出来，咽又咽不下去，非常难受。走了好几家医院都诊断为慢性咽喉炎，中西药都吃过也没什么效果，他自己早已对治疗丧失信心。有一次去乡政府开完会顺便来找我看看，我让他张开嘴，用压舌板压住舌头，咽部充分暴露，见他的咽部有几个凸起的小红点，就用三棱针迅速将几个小点点刺出血，然后又针刺了天突（咽喉部附近穴位，能宣通肺气、清热化痰、利咽开音）、丰隆（双侧，化痰利咽）。得气后留针30分钟，治疗1次，第二天就感到咽喉部舒适，先后又针灸治疗5次，多年的慢性咽喉炎豁然痊愈。

【按】此例患者是局部放血与辨证取穴的范例，二者结合应用对许多疑难病症都有良效。

41. 辨证取穴治疗腰腿疼

邻村农民赵某，年近五十，患腰腿痛多年，以右腿为甚，每逢天凉或阴雨天加重，严重时不能下田劳作，活动多了双下肢还显浮肿。多次去县、市医院检查治疗，X线、血沉、风湿因子、类风湿因子等都检查了，也查不出确切病因，消炎止痛药、解热镇痛药、祛风湿强筋骨药服用无数，疗效无从谈起。1980年10月13日找我要求针灸治疗。

我仔细为患者把脉验舌：舌质暗淡，舌苔白滑，脉沉细无力。然后说道："你的病是由于肝肾不足，阳气无力推动血行，寒湿痹阻造成的。治疗也应补肝肾、温阳化气、祛风除湿通脉并进，比较复杂，咱们先扎上一个礼拜的针看看效果。"

随即在患者的命门（意在温肾化气利水、祛寒除湿、舒筋活络）、肾俞（双侧，意在温煦肾阳、化气利水、舒筋活络）、委中（右侧，意在用其主治腰背痛，舒筋活络）、承山（右侧，意在舒筋活络，本穴善治腰痛）、阳陵泉（右侧，能舒筋活络，善治腿痛）、昆仑（右侧，善治腰腿痛）、足三里（右侧，健脾益气、舒筋活络，善治腿痛）各扎上一针，得气后留针30分钟。治疗一周后，腰腿疼痛减轻，右下肢水肿消失。继续针灸一个礼拜后痊愈。

42. 辨证取穴治疗尿频

56岁的老教师高某，小便频数2年，白天不少于10次，夜晚不少于6次，量也不多，但严重影响工作与睡眠，曾在县医院诊断为慢性前列腺炎，求医无数，疗效甚微，于1979年10月18日求治于余。查其脉沉细，右尺脉微，舌淡苔薄白，手足不温。认为系肾气不固、膀胱气化不利之故。盖肾为水脏，司二便。肾气不足则膀胱气化不利、水道失约而小便频作。即针关元、气海、膀胱俞（双）、肾俞穴（双）以温补肾气、调理膀胱水道。各穴得气后留针 30 分钟，每日 1 次，治疗 10 次，小便次数明显减少。但患者惧针，实在不愿接受针灸治疗，我就教其用卷烟熏灸关元、气海二穴，每穴用一支卷烟，以局部感到烧灼感但不起水泡为度，他遵嘱而行，一直坚持两个月有余，小便次数基本正常。

43. 辨证取穴治疗口疮

刘某患有口疮，舌面、舌边有绿豆大小的溃疡面或针尖大的红点数处，疼痛异常，口水自流，影响饮食、睡眠，小便黄赤。1989 年 12 月 7 日找我治疗，查其舌红苔薄黄，脉象弦数。此肝胃热盛、上炎口舌之象。我就针刺内庭（双）清胃泻火；太冲（双）清肝和胃止痛，针灸两次，疼痛减轻、口水消失，再针 5 次，舌面、舌边复常，诸症悉除。

44. 辨证取穴治疗腰扭伤

患者杨某搬石头时用力过猛扭伤了腰，躺在床上不敢翻身活动，1979 年 3 月 15 日邀我出诊治疗。查其腰部不青不红不肿，整个腰部按之痛甚，但重按下去反而舒适，舌苔脉象也无改变。就针刺其命门、腰阳关、肾俞穴（双），得气后留针 30 分钟以求舒筋活血止痛；再将双侧委中穴附近的静脉血管放血以治急性腰扭伤。治疗 1 次，患者就能下床活动，连续治疗 3 次，腰部活动正常。

【按】此病例是辨证取穴和四总穴配合应用的成功案例，也是局部取穴和四总穴配合应用的成功案例。腰背委中求，委中穴善治腰疼，点刺放血能舒筋活血止痛；命门、腰阳关、肾俞穴既能舒筋活血止痛，又位于腰部局部，故可应手而效。

45. 辨证取穴治疗急性阑尾炎

32岁的王某右下腹剧烈疼痛，恶心呕吐，家属于1978年3月15日用手推车拉来找我治疗。患者手捧少腹、呻吟不已、额头冷汗淋漓、时有恶心呕吐，查麦氏点有压痛、反跳痛，体温38℃，舌淡苔白、脉弦紧。诊断为急性阑尾炎，动员其去医院做手术。患者惧怕手术，说什么也不肯去医院，央求我想办法治疗。我即针刺其治疗阑尾炎的特效穴位阑尾穴（双侧），再针刺天枢穴（右）、足三里（右）、大肠俞（右）、上巨虚（右）以求调理肠道功能、消炎止痛。各穴得气后采用强刺激手法反复捻转针柄5分钟出针，针刺完毕后，患者即言疼痛减轻，但仍感腹痛，休息2个钟头后又以同样手法针刺上述6个穴位一次，起针后没多久患者就说腹部不痛了。但检查右下腹仍有压痛、反跳痛，为防复发，即为患者每日静点青霉素800万单位，第二天又为患者针刺一次，穴位、手法同前。静点青霉素5天，停止针灸，患者康复如初。

【按】这是中西医结合抢救急腹症的成功案例。首先以阑尾炎特效穴位阑尾穴消炎止痛，后以天枢、足三里、大肠俞、上巨虚调理肠道功能、理气止痛治其标；再以大量青霉素消炎止痛治其本。方法得当，效果满意。

46. 辨证取穴治疗急性胰腺炎

1978年6月4日，赵某中午和朋友在饭店聚餐，饭后工夫不大上腹部即剧烈疼痛，腹胀，恶心呕吐，发热，家属急忙将其送来卫生院诊治。查体温38.6℃，上腹部偏左有压痛、反跳痛及肌紧张。患者自述疼如刀割，难以忍受。我就按急性胰腺炎针刺期门、日月、上脘、中脘、阳陵泉、太冲以求调理中焦气机、疏肝止痛。期门、日月得气后留针30分钟，其他各穴得气后均以强刺激手法反复捻转针柄5分钟出针，待期门、日月两穴起针后，患者就说腹部不痛了，我原计划给患者开些中药或西药继续治疗。但患者认为病好了不愿再拿药，自动回家。第二天患者上腹部疼痛再次复发，去县医院检查，诊断为急性胰腺炎，住院治疗 10 天后康复出院。这个患者虽然最终没有用针灸治愈，但起码说明针灸对缓解急性胰腺炎的临床症状还是有确切效果的。

47. 辨证取穴和局部取穴治疗牙痛

患者李某，牙痛四五天，某医给予四环素、泼尼松、布洛芬、去疼片无效，又加了牛黄清胃丸也无显著疗效。1977 年 4 月 16 日来找我针灸治疗，诊见患者上牙疼痛、牙龈红肿、舌红苔黄、口苦尿黄、大便干结、脉象洪大，一派胃火亢盛之象。我即针刺双侧内庭以求清胃泻火、消积化滞；双侧风池祛风止痛；双侧下关、颊车局部取穴、消肿止痛。得气后留针 30 分钟，然后旋转针柄 2 分钟起针，刚一起针，患者就说疼痛减轻了。

第二天，33 岁的刁某手捂右腮来找我治疗牙痛，患者自述右下牙疼痛，不敢咀嚼、喝热水、吃热饭。查其右下牙龈红肿、舌红苔薄黄、脉数。认为患者肺经热盛，即针其右侧牙痛穴、合谷穴、风池穴清热祛风止痛；右侧上关、颊车局部取穴、消肿止痛；各穴得气后用强刺激手法捻转针柄 3 分钟出针，不留针。再用三棱针将右侧少商穴点刺出血以清肺泻火，治疗完毕，患者牙就不疼了。

【按】同诊室医生赵某目睹了这两个牙痛患者的治疗过程，感到不可理解。我就给他解释说：针灸治疗牙痛具有很好的疗效，它起效迅速，取穴正确、手法得当往往应手而效，深受患者欢迎。一般治疗牙痛我们常取牙痛、合谷、颊车、风池；上牙痛取下关；下牙痛取上关；整个上牙痛或上下牙俱痛、辨证为胃火亢盛者加内庭；左侧下牙疼痛、辨证为肝火上炎者加太冲；左侧上牙痛、辨证为胆经热盛者加足窍阴；右侧下牙痛、辨证为肺火旺盛加少商；右侧上牙痛、辨证为大肠经热盛者加商阳；牙痛伴牙齿松动，辨证为虚火上炎者加涌泉、太溪；辨证为肾气不足者加关元、肾俞穴。

48. 辨证取穴治疗小儿急惊风

1975 年 3 月 26 日傍晚，我小时候一个要好的伙伴儿满头大汗地跑来找我，边哭边说他的弟弟下午发起了高烧，到保健站找某医生打了个“退烧针”，原希望这一针起效后能把烧退下去。谁知回到家时间不长弟弟突然四肢抽搐，口吐白沫，呼叫他也没有反应，你快去看看怎么处理吧！我拿起药具随好友跑到他家里，看到他弟弟口吐白沫，角弓反张，阵阵挛缩，口唇青紫，呼吸急促，摸其体若燔炭，他的母亲搂着孩子直抹眼泪。根据师傅和学习班老师所讲的知识，我知道孩子得的是急惊风。就一面劝说大娘不要着急，说这是高烧引起的急惊风，看着危险，但只要抢救及时一般不会落下毛病。一面掏出随身携带的针灸包，先用一寸毫针刺入孩子的人中穴，接着用三棱针把孩子的十宣穴点刺出血以求清热开窍醒神。孩子母亲一看孩子满手是血，又抽搐不止，吓得放声大哭，慌忙制止我，说等孩子父亲找其他医生来了再做处理。我当时自觉知识贫乏，临床经验不足，也不敢继续针灸了，只好坐在一旁等其他医生来了看如何治疗。结果没过多久，孩子停止了抽搐、吐沫，安定了下来，呼叫他也有了反应。他的母亲很高兴，就要求我继续针灸治疗，我一边继续为孩子针刺大椎、风池（双）、曲池（双）等穴位以疏风泄热、镇惊安神，接着又为孩子进行了酒精擦拭以求物理降温。等到孩子的父亲将保健站的老医生请来，孩子已经高热消退，抽搐停止，安然入睡。

49. 辨证取穴治疗小儿惊吓后综合征

邻村 4 岁儿童赵某表情淡漠、厌食、易惊、呕吐、腹泻 2 天，村保健站的医生按急性胃肠炎、感冒治疗无效，1976 年 4 月 12 日孩子被抱到卫生院找我。我详细询问孩子得病的原因，家长说并没有特殊发现。我耐心地说：“从孩子的症状看，很像是得了小儿惊吓综合征，你们仔细想一想，她得病前是不是受到了惊吓？”

孩子母亲连连摇头："没有，没有，绝对没有。"孩子父亲说："你说到这儿我倒想起一件事，就是孩子得病前一周在猪棚窝上边玩耍时曾跌下猪圈里，幸好猪圈内的猪粪快满了，从猪棚窝到猪圈不过四五尺高，孩子没摔坏哪里，哭了一阵也就没事儿了，不知道是不是和那事儿有关，不过跌到猪圈后一连几天我都观察她没有特殊不适。"

我说："这就对了，就是猪圈惹的祸！"即用1寸毫针刺入患儿双侧内关、足三里5～8分，以平补平泻的手法快速捻转约1分钟起出，不留针。然后将双手四缝穴点刺放出少许组织液。用上述治疗方法对其针刺1次后，第二天早起孩子精神就有所好转，并有了吃糖果、吃饼干的欲望。隔了3天再针一次，诸证悉平。

【按】小儿的神经系统尚不健全，神明蒙昧，受到惊吓后功能紊乱，生理系统会有许多异常表现，并由此引发一些病态，主要表现在神经系统和消化系统方面。它可能在惊吓后立即发作，也可能拖延一段时间后发作，这种疾病就叫"小儿惊吓综合征"，以小儿表情淡漠，嗜睡易惊，食欲不振，大便溏薄，恶心呕吐，体温正常或偏低为特征，是小儿受到惊吓以后所反映出的一系列生理病理综合征。随着人类生存条件的不断改善，这种病在大中城市已不多见。但在广大的农村，由于托幼机构尚不健全，这种病还是屡见不鲜。中医认为心主神明，脾主运化，也就是其责在心、脾二脏。我以内关宁心清热，足三里健脾培元，共为主穴；四缝穴消积化痰，一助内关清热化痰宁心志，一助足三里健脾消积理肠胃。则小儿受惊后所引起的心脾的各种病理变化可以休矣！

50. 辨证取穴治疗小儿胃肠炎

不到1周岁的患儿孙某腹泻3天，拒绝吃奶，吃一两口奶就"哇、哇"大哭，1975年10月20日家长抱来找我治疗。经问知孩子一天腹泻四五次、便色发黄、带有奶瓣；观其表情淡漠、指纹淡红，腹部叩诊呈鼓音，我就说孩子得的是肠胃炎，腹痛腹泻。此脾胃虚弱、运化失司、气机不利之故。即针双侧足三里健脾胃；上脘、中脘和中理气止痛；双侧天枢调理肠腑、行气滞、助消化、止泄泻。针灸 2 次，腹泻减轻，吃奶不再哭闹，继续针灸 2 次，孩子腹泻停止，一切复常。

51. 辨证取穴治疗小儿厌食

邻村屈大哥 1 岁多的儿子肚腹胀大，青筋暴露，常拒绝吃奶，无故哭闹。1976 年 4 月 11 日找我治疗，我见其指纹淡红，腹部叩诊呈鼓音，问知孩子二便正常，认为是消化不良性厌食，就针刺上脘、中脘、下脘和胃理气，双侧天枢穴疏调肠道、消食化积理气，双侧足三里、气海穴健脾理气。针灸两次，孩子腹胀消除，有了食欲。继续针灸 3 次，孩子吃奶正常。

3 岁患儿李某食欲不振，半年来对任何食物都不感兴趣，就是以前他非常喜爱的食物也不屑一顾，家长连哄带吓，他一天也吃不了一小碗饭，瘦得皮包骨头，1976 年 10 月 12 日经人介绍找我治疗。查患儿面黄肌瘦、手心发热、肚腹胀大、肝脾未触及、腹部叩诊呈鼓音，体温 37℃，指纹紫滞。家属代述二便正常。我沉思良久：患儿饮食不节、损伤脾胃、运化无力、食积发热。治宜健脾和胃、消积清热。即用三棱针避开血管将四缝穴刺破挤出少许黄色组织液以消积清热，1 周针刺 1 次；然后用 1 寸毫针刺入双侧足三里用平补平泻手法捻转 2 分钟出针以健脾助运化；再用 1 寸毫针刺入上脘、中脘、下脘、天枢（双），用平补平泻手法捻转 2 分钟出针以调肠胃、助运化，每天针刺 1 次。治疗 3 次，孩子就有了食欲，继续针刺 4 次，食欲基本复常。再用三棱针针刺四缝穴 1 次，食欲复常。

52. 辨证取穴治疗小儿百日咳

1978 年春季，我所在的屹塔头公社的孩子们大部分都患上了同样的毛病，就是阵发性咳嗽，咳嗽起来憋得小脸通红，一连咳嗽十来声甚至十几声缓不过气来，缓气时喉咙会发出一声类似公鸡打鸣样的喉声，年龄大一点的孩子有时还会咳出一口痰涎。根据老师的讲解和教科书上的介绍，我知道孩子们患的是百日咳，但根据老师介绍的方法和老一辈医生传授的方法效果都不是十分理想。我就试着针刺天突、双侧定喘穴以求缓解气管痉挛，止咳平喘；双侧肺俞穴以调理肺气，止咳化痰平喘；双侧丰隆穴以化痰平喘止咳。此法在十几个孩子身上应用以后，效果很好，即在全公社“赤脚医生”例会上做了介绍，得到了全体“赤脚医生”好评。

53. 辨证取穴治疗小儿秋季腹泻

1978 年 10 月，小儿“秋季腹泻”流行，许多孩子上吐下泻。口服补液盐、抗生素、抗病毒药、止泻止吐药、健胃药都不管用；打针、输液也无济于事；有的医生甚至把所有的消炎止泻药都用上，口服、肌注、静点一起上，还用上了当时认为效果最好、价格昂贵的“干扰素”，疗效还是平平。许多孩子都是去医院住院输液十几天才“自愈”的，县医院人满为患。我就和几位高年资医生商量，试着针刺上脘、中脘、下脘和胃止吐、止泻；双侧天枢穴调理肠道以止泻；双侧丰隆穴和中止呕；双侧足三里健脾理气、增强机体免疫力、抗病毒以止泻；重点强刺激长强穴以刺激肛门括约肌、延长排便时间、促使大肠吸收水分。此法在几个患儿身上应用后，疗效确切，随即在附近几个村推广，最终有效地控制住了病情。

54. 辨证取穴治疗小儿消化不良

邻村刁某的孙子患消化不良、肚腹胀大、厌食呕吐、身体消瘦。先后在县医院、省儿童医院治疗，助消化药、双歧杆菌、健脾助运药等吃了几个月，疗效甚微。1976 年 5 月 19 日，他带着孙子来找我诊疗。我见孩子腹部涨大，青筋暴露，叩诊鼓音，指纹淡红，知是小儿消化不良。我先针刺天枢（双）、中脘、上脘、调理胃肠；足三里（双）、脾俞（双）健脾益气。用平补平泻的手法反复操作 5 分钟，先后治疗 3 次，诸症悉平。

55. 辨证取穴治疗小儿急性胃肠炎

1976 年 9 月 8 日夜晚，暴雨如注，电闪雷鸣，狂风呼啸，我在一位青年男子的搀扶下，一瘸一拐地在高低不平的大街上匆匆而行，赶到他家出诊。

据这名青年介绍，他的儿子一周零三个月，体态较胖，体格健壮，活泼可爱，前天不知何故得了急性胃肠炎，上吐下泻。请了村里最好的医生治疗，打针输液一天多，不见好转。

我赶到患儿家里，见本村一名老医生正在给患儿输液，身上所有能看见的血管都扎遍了，青一片，紫一片，好几处还在鼓着血包。一见我到来，他擦了擦额头上的汗水说："杨医生，你年轻，快来试试扎上液体。我老了，老眼昏花，不中用了！"

我赶忙上前，就着昏暗的低度电灯光仔细寻找血管，但能看到的血管扎过的痕迹已不是一个，多处已鼓起血包，感到无能为力。

孩子连泻带吐，面色晦暗，表情淡漠，呼吸急促，囟门下陷，皮肤弹性也不正常。说明孩子已严重脱水，酸中毒。眼看着孩子工夫不大就吐一次、拉一次，如果输不上液体，纠正不了水、电解质失衡，孩子的生命真有危险！

怎么办？把患儿推出去，自己就没有任何责任，况且一开始这名患儿就不是自己接诊的。但外面电闪雷鸣，暴雨倾盆，风大难行，恐怕一时半刻很难停止，那时的交通设施还不完善，到县城的公路还未修通，骑自行车送患者路上难走不说，患儿危在旦夕，抢救必须争分夺秒，时间也不允许。不送吧，孩子生命垂危，最简单有效的方法就是输液。输不上液体，就只能改变治疗方案，万一这个方案无效，出了问题自己也担不起责任。但如果修改后的治疗措施得当，或许孩子还有一线生的希望。

关键时刻，我考虑的不是个人得失，而是医生的责任、患儿的安危，果断地决定针灸治疗一次试试。如果无效再冒险送医院。

征得患儿家长同意，我掏出 1 寸银针刺入患儿的长强穴用强刺激的手法反复捻转针柄 2 分钟，试图兴奋肛门括约肌，减少腹泻频率。然后针刺水分、中脘、天枢（双）以健脾利水止泻，足三里（双）、上巨虚（双）和中止呕，再加承浆穴生津敛液。苍天有眼，孩子自扎针后竟然只吐了 1 次，然后 1 个小时内没吐也没泻，我赶紧让孩子一夜口服了 1 袋口服补液盐。第二天又针灸 1 次，孩子竟然奇迹般地痊愈了。

56. 辨证取穴加穴位注射治疗小儿百日咳

20 世纪 80 年代的一个春天，当地百日咳流行，许多孩子都被百日咳折磨得死去活来，咳嗽时小脸憋得通红，往往被一口痰憋得喘不上气来，等痰咳上来就会发出一声鸡鸣样的吼声。绝大多数患儿都有了两三个月的病程。医生们想尽了办法，用氯霉素、喷托维林、咳特灵、百咳灵、维生素 K_1、维生素 K_3 都不见效果，中药一起上也无疗效，我用以前的针灸方法治疗也看不出明显成效，医生和患儿家长都急得团团转。

这时我就心想：百日咳的病理表现主要是支气管痉挛。而维生素 K_1 有缓解支气管痉挛的作用，且副作用不大，既然单用维生素 K_1 效果不怎么明显，单独针灸也不见成效，那么将二者结合起来是不是会出现 $1+1>2$ 的效果？维生素 K_1 毒性也不大，只有 严重肝脏疾患或肝功能不良者禁用，偶见过敏反应。只要消好毒，掌握好禁忌证，针刺时注意深度和剂量，就是没有疗效也肯定出不了医疗事故。想法既出，我就找来 3 名 2 ～ 3 岁的患儿，在他们的天突、肺俞（双）每个穴位用 5 号注射器针头按针灸学规定的针刺手法刺入后各缓缓注入 0.25mg 维生素 K_1 注射液（总量约 7.5mg），隔日 1 次，连续治疗 3 次。穴位注射两次后他们的憋咳症状都有所好转，治疗 3 次后竟有两名患儿痊愈。患儿家长欣喜异常。

我把这种疗法在全公社迅速推广，不少患儿和医生都从中获益。

57. 辨证取穴治疗小儿异嗜症

5岁儿童杨某得了一个奇怪的病症，就是喜食炉灰渣，而对任何食品都不感兴趣。不管家长在不在，他见了炉灰渣就得吃一把，不让吃就哭闹。1977年6月10日家长领来找我治疗。查患儿除身体较瘦外无特异发现。我就想儿童神经系统发育尚不健全，神明蒙昧，养成不好的饮食习惯，饮食不节、不洁，损伤脾胃，脾胃功能紊乱，形成嗜异症。治宜健脾和胃、开窍醒神。即用1寸毫针刺入百会穴留针15分钟以开窍醒神、醒脾开胃；再用1寸毫针刺入双侧足三里，用平补平泻手法捻转2分钟出针以健脾和胃；用1寸毫针刺入中脘、下脘、双侧天枢以调理胃肠升降功能，每天针刺1次；最后用三棱针避开血管刺破四缝穴挤出少许黄色组织液以健脾消积，针刺1次如果不愈，隔7天再针刺1次。针刺3次，嗜食炉灰渣欲望减轻，主动要求大人给食物吃，继续针刺3次，嗜异症消除。

58. 辨证取穴治疗痛经

本村的一位26岁的女青年张某患有痛经，月经前3天开始少腹疼痛，逐渐加重，至月经第4天腹痛减轻，月经过后一如常人，腹痛时严重影响生产劳动，非常痛苦。1988年10月10日又开始腹痛，当时正当三秋大忙季节，她怕疼痛严重了又不能下田劳动，赶紧找到我要求治疗。我切其脉弦紧，舌色发暗，舌苔白滑。问知月经色紫黑有血块，血块排出后疼痛减轻，虽然腹痛却不喜揉按，但喜温喜暖，每次月经前几天乳房胀痛。诊断她的痛经是肝郁气滞、子宫虚寒之故。气滞血瘀，血得寒则凝，不通则痛。即针刺她的血海（双）活血化瘀，地机（双）、三阴交（双）调经止痛，阳陵泉（双）疏肝理气，关元温阳散寒止痛。刚一起针，她就说腹痛好多了，回家参加劳动去了。

另一位患者孙某，38岁，以前月经期、量、质、色泽都很正常，月经来后也无异常表现。可最近半年来月经每次来潮都要错后10来天，量也很少，色泽发淡，每次月经后期一直到经期过后三四天少腹部疼痛，1987 年 7 月 7 日找我治疗。问知患者正在月经后期，腹痛喜揉按，舌淡苔薄白，脉沉细。我想患者年龄较大，屡经孕产，数伤于血，胞宫空虚，失于濡养，不荣则痛，即针地机（双）、三阴交（双）调经止痛，足三里（双）健脾益气以资气血生化之源，血海（双）补血活血止痛。针灸 2 次，腹痛减轻，继续针刺 3 次，腹痛消除。以后每个月经周期都针刺 2 ～ 3 次，连续针刺 4 个月经周期，半年多的痛经彻底痊愈。

【按】针灸治疗痛经，一般应以地机、三阴交调经止痛为主。辨证为血瘀者加血海、膈俞活血化瘀；气滞者加阳陵泉、太冲疏肝解郁；血虚者加足三里健脾生血、血海补血；胞宫虚寒者加关元、命门温阳散寒止痛。

59. 辨证取穴治疗月经过多

45 岁的张某自生育二胎后月经过多，每次月经来后得用 20 多个卫生巾。近半年来不但月经量大，月经的时间也显著延长，经期一般十来天，甚至十二三天，1990 年 5 月 10 日找我治疗。望其面色萎黄、舌质淡苔薄白；问知当时正是月经期，月经色淡、无血块、无腹痛、稍微活动则心慌气短、纳谷不香；切其脉细而无力。四诊合参，此证当属气血双亏。考有形之血不能速生，无形之气却宜速固，以求补气摄血、补气生血。即针三阴交（双）、隐白（双）、足三里（双）、关元，各穴得气后用补法轻微捻转针柄 2 分钟，留针 30 分钟，每日 1 次，治疗 5 次，当月月经 9 天后干净。以后每个月经周期前针灸 5 ～ 6 天，连续针灸 5 个周期，月经量、色、期都转正常。

【按】三阴交为足太阴脾经穴位，又是足太阴肝经、足少阴肾经的交会穴，与冲任二脉关系密切，既能健脾益气、摄血生血，又能理冲任、调月经；隐白穴是足太阴脾经的井穴，主治月经过多、崩漏；足三里虽属足阳明胃经，却是全身主要强壮穴之一，可改善体质，健脾益气摄血；关元穴是任脉的重要穴位，能培元固本，益气摄血，配三阴交是治疗月经过多的常用穴位。

32 岁的张某近几个月来月经量显著增多，自己吃了一段八珍益母丸、酚磺乙胺、维生素 K_4 效果平平，1990 年 6 月 7 日求治于余。望其面色发红、舌质偏红、苔薄白；闻其出气腥臭、话语偏多、语声洪亮；问知月经量大，每次得用十来个卫生巾，血色鲜红、无血块，无腹痛；切其脉数。四诊合参，患者血热妄行之象昭然。即针三阴交（双）、隐白（双）得气后留针 30 分钟；太冲（双）、血郄（双）用三棱针点刺出血，连针 5 次后停针。待下一次月经来潮前继续针灸 5 天，共针灸 5 个月经周期，月经复常。

【按】三阴交、隐白相配是治疗月经过多的主要穴位；太冲、委中点刺放血能凉血止血，调理冲任，诸穴相配使患者在短期内得以痊愈。

我从 40 多年的临床实践中体会到：三阴交、隐白是治疗月经过多的主要穴位。辨证属气不摄血者配足三里、关元益气摄血；属血热妄行者加太冲、委中点刺出血以凉血止血；瘀血阻于胞宫、血不归经者宜加血海、膈俞穴以活血止血。

60. 辨证取穴治疗月经过少

康某，女，35 岁，农民。患慢性浅表性胃炎 3 年，进食后胃痛，胃脘嘈杂，影响食欲，以致面黄肌瘦，体质下降。近 1 年多来，月经量逐渐减少，特别是近几个月每次月经只有一两天，患者非常着急，不知道得了什么病，1989 年 11 月 25 日找我治疗。患者面色萎黄、形体消瘦、营养不良，自述患胃病多年，食后胃痛难受反酸水，食欲不佳，二便正常，近几个月月经量很少，有时似有似无，最多两天就结束了。舌淡苔薄白，脉细而无力。此脾胃虚弱，难以化生气血，经期血海无血可下之故。即针气海、关元、三阴交（双）调理冲任、活血调经；足三里（双）、胃俞（双）、脾俞（双）健脾和胃、益气生血。每个月经周期针灸 5 次，连续针灸 5 个周期，患者胃脘舒适、食欲正常、体格好转、月经复常。

40岁的李某因月经过少于1991年3月4日找我治疗。患者自述1年来月经逐渐减少，最近3个月每次只用两三个卫生巾，特别是这个月只用了一个卫生巾，时间也就是一两天。我观其舌淡苔薄白，切其脉沉细无力、尺脉尤甚，遂问其是否有腰疼、腰膝酸软等症状，患者回答的确如此。我就说你这是肾虚精血不足之故。遂针气海、关元、三阴交（双）以调理冲任、活血调经；再针太溪（双）、肾俞（双）补肾填精血，各穴得气后用补法轻微捻转针柄3分钟，留针30分钟起针。每天1次，连续针灸5天后停止针灸，待下个月经来潮前再次针灸5天，连续针灸6个周期后她的月经恢复正常。

【按】我从医40多年来，凡遇有月经过少的患者，即以气海、关元、三阴交为主穴调理冲任、活血调经。脾虚气血虚弱者加足三里、脾俞穴健脾益气生血；瘀血内阻者加血海、膈俞穴活血化瘀；肾虚精血不足者加太溪、肾俞穴补肾填精血，一般都能起到理想的效果。

61. 辨证取穴治疗白带过多

32岁的裴某白带过多，每天都要洗内裤，非常尴尬，1985年6月11日求我治疗。查其舌淡红苔薄白、脉象无明显变化，我就让她去妇科做了个检查，诊断为3度宫颈糜烂。我就针其曲骨、带脉（双）、三阴交（双），得气后留针30分钟起针，每天1次，治疗2次，白带减少，继续针灸5次，白带正常。

【按】此例患者是一个重度宫颈糜烂患者，舌脉都无明显异常，无证可辨。我们知道，白带过多的成因，主要是冲任失调，带脉失约，湿邪下注。曲骨穴是任脉的主要穴位，位近膀胱，既能调理任脉，又可运化水湿；带脉穴虽属足少阳胆经，却是带脉之所过，能治疗带脉疾患，是治疗白带过多的主要穴位之一；三阴交属足太阴脾经，是足太阴脾经、足厥阴肝经、足少阴肾经的交会穴，能治疗冲脉疾病。三穴合用，治疗白带过多疗效可靠。

郭某，52岁，女，农民，主因白带发黄量多而于1989年8月8日求我治疗。问知患者带下量多色黄而稠、气味腥臭；望其舌质偏红、舌苔黄；切其手心发热、脉细数。想此证乃肾虚冲任不固、带脉失约、湿热下注之故。即针曲骨穴、三阴交（双）、带脉穴（双）调冲任、固带脉、除湿止带；肾俞穴（双）、太溪穴（双）滋肾清热，各穴得气后留针30分钟，每日一次，治疗5次，白带减少，黄色变浅，继续针灸5次，白带正常。

【按】曲骨、带脉、三阴交是治疗白带过多的主要穴位，应用得当，效果显著。临床还应根据辨证结果，适当加减穴位。一般脾虚湿邪下注者宜加足三里、地机健脾祛湿止带；脾虚湿热下注者宜加隐白、太冲健脾清热，利湿止带；肾虚湿热下注者宜加肾俞、太溪补肾清热，利湿止带。

62. 辨证取穴治疗产后乳汁过少

田某产后乳汁稀少，孩子基本靠奶粉喂养，家属于1988年3月15日邀我出诊。患者年龄32岁，面色萎黄，身体虚胖，自汗淋漓。自述生产已有半月，产后恶露排出较多，无血块，现已基本排完；产后5天开始泌乳，乳汁清稀而少；现自感身体虚弱，动则气短，虚汗淋漓。乳房触之柔软，舌淡苔薄白，脉细而无力。四诊合参，气血不足之象昭然。乳汁乃气血所化生，患者气血不足，乳汁无以为化，所以乳汁稀少、乳房柔软。即开了一张补气养血、通经下乳的方剂。谁知患者却说她实在喝不了中药，要求开点西药试试疗效。我解释说：西药对这一类疾病作用不大，你若实在不喝中药，我给你扎扎针灸试试吧？她欣然同意。我就用2寸银针刺入她的膻中穴，得气后分别向左、右乳房斜刺1.5寸，以平补平泻的手法轻微捻转针柄至两个乳房都有憋胀感后出针；然后用1寸毫针将双侧少泽穴轻轻点刺出血；接着用2寸银针刺入患者的足三里（双）、血海（双）、关元，各穴得气后用补法轻微捻转针柄2分钟，留针30分钟，隔日治疗1次。治疗2次后，患者乳汁增多，继续针灸5次，乳汁充盈，质量正常。

【按】膻中穴益气养血，用以上手法操作后有明显的催乳作用；少泽穴能通经下乳，点刺放血疗效更佳；足三里健脾益气生血；血海养血；关元穴扶助正气、益气生血。合而用之，对气血不足所致的产后缺乳有很好的疗效。

26岁的宇文某产后乳汁充盈，后因婆媳矛盾，夹气上火，乳汁逐渐减少，1988年8月2日求我治疗。患者体格健壮，面色正常，不时唉声叹气；自述口干口苦，食欲不振，乳房憋胀；触诊乳房发硬，舌淡苔白少津，脉弦数。此肝气郁结、乳络不通之故。即针膻中穴和双侧少泽穴，手法同上；然后针双侧阳陵泉和太冲穴，得气后留针30分钟出针。每日治疗1次，先后治疗5次，乳汁正常。

【按】膻中穴和少泽穴有很好的通经下乳作用，但需用特殊手法操作才能起到预期的效果。临床具体操作时还应根据辨证结果加取相应的穴位，一般气血不足加足三里、血海、关元益气养血；肝郁气滞加阳陵泉、太冲穴疏肝解郁；热毒壅盛加太冲、隐白点刺放血泻火解毒；肾虚精血不足加关元、太溪、肾俞穴补肾填精。

63. 辨证取穴灸治子宫脱垂

我所居住的地区属于山区，交通闭塞，医疗条件差，老百姓生存条件恶劣，许多老年人在年轻时有了病得不到及时治疗，落下了病根。

邻村60多岁的顾姓老大娘40年前由于生孩子较多，加之家中条件不好，劳累过度，患了子宫脱垂，一直没有得到及时有效的治疗。这几年家庭条件好了，她就想彻底治治了，但求医无数，中西药品吃得不少，就是没有成效。1989年4月1日找到我，让给她想个办法，把脉验舌后，我认为老人系生产过度，营养不良，损伤肾气、脾胃，肾气不固，中气下陷之故。即隔姜灸老人的百会、关元、足三里，以求培补肾元、健脾益气固脱，一直坚持一个礼拜。由于我用针灸治病从来不收人钱财，怕老人不好意思，就教给他儿子每日在上述3个穴位隔姜灸三四壮，她们母子一直坚持了不到3个月，老人的子宫脱垂即痊愈。

64. 辨证取穴治疗乳房胀痛

36 岁的尤某乳房胀痛，月经期加重，某医给予逍遥丸、消炎止痛药无效，1989 年 10 月 3 日找我治疗。我触其乳房柔软，舌淡苔薄白，脉弦，即想此症还是肝郁气滞所致。即针乳根（双）、期门（双）、阳陵泉（双），得气后留针 30 分钟出针，每日 1 次。连针 4 次，乳房不再胀痛。

【按】期门穴是足厥阴肝经的重要穴位，可疏肝理气；阳陵泉是足少阳胆经的主要穴位，也能疏肝理气；乳根穴虽为足阳明胃经穴位，但靠近乳房善治乳房疾病。诸穴合用，可疏肝理气、活络止痛。穴效直达乳房，从而取效甚捷。

第二章 四总穴、十要穴与十二神针

本章所介绍的三种取穴方法是针灸学当中最简单、最实用的特定取穴方法，是针灸学的精髓之一，是初学针灸者的必修课。掌握了这三种取穴技能，就等于掌握住了针灸学的纲领，它能把复杂的针灸理论和针灸方法变得简单有效，起到『纲举目张』的作用。

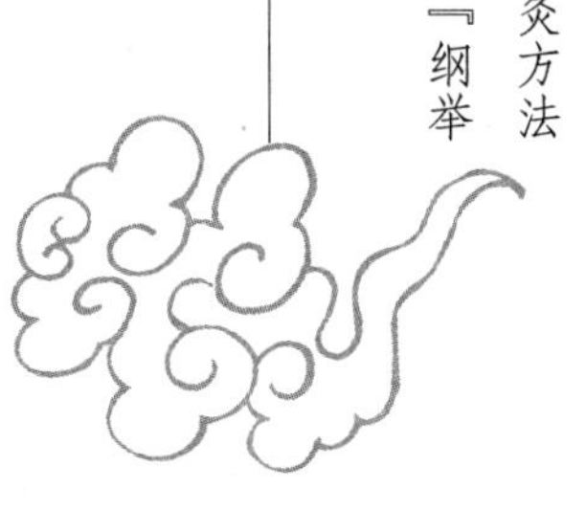

第一节　四总穴

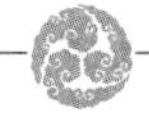

所谓的四总穴可以用四句话概括：

肚腹三里留，
腰背委中求，
头项寻列缺，
面口合谷收。

这四句话是针灸治病的总纲领。肚腹，就是我们的肚子，是整个腹腔的总称。肚腹三里留，就是腹腔的疾病要针足三里进行治疗。腰背，就是腰部和背部的总称。腰背委中求，就是腰背部的病症要取委中穴进行治疗。头是脑袋，项是脖子后面。头项寻列缺就是头部和颈部的疾病首先要取列缺穴进行治疗。面口合谷收就是面目口唇部位的疾病要首先想到针灸合谷穴进行治疗。

1. 足三里治疗胃寒胀痛

杨某腹部胀痛，喜温喜按，1987 年 2 月 22 日求我治疗。望其面色无华，舌淡苔薄白；自述腹部胀痛、喜揉按、得温稍舒，食欲不振，尤其不能吃生冷之物，连硬东西也不敢入口，吃进去就反酸嘈杂、腹胀腹痛更甚；切其脉缓而无力。四诊合参，这无疑是一个脾胃虚寒的病例，我就针其双侧足三里，用烧山火手法各反复操作 3 ～ 5 次后留针 30 分钟，起针后患者就说腹胀腹痛减轻，以后每天用同样手法针刺双侧足三里 1 次，7 天后痊愈。

【按】足三里为四总穴之一，“肚腹三里留”。足三里穴能健脾暖胃、和中止痛。马丹阳十二神针谓其“能通心腹胀、善治胃中寒”，故能治疗脾胃虚寒引起的腹痛腹胀。

2. 委中穴治疗腰背酸痛

王某腰背酸痛，稍劳则甚，平时不敢弯腰，就是坐着也愿意坐矮座位，背后靠墙，1992 年 12 月 11 日求我针灸治疗。我观其舌质嫩红少苔，脉沉细无力。患者肾精不足，我就针其双侧太溪、关元以滋阴补肾；双侧肾俞穴、双侧腰阳关以局部取穴，既能补肾填精，又能活络止痛。针灸 5 次，虽有效果却不尽人意。我想到“腰背委中求”，又想到马丹阳十二神针说“腰痛不能举，沉沉引脊梁，酸痛筋莫展，风痹复无常”，故从第六次开始加刺双侧委中穴，继续针灸十余次，腰疼痊愈。

3. 列缺穴治疗头项强痛

刘某一觉醒来，头疼脖子发硬，不能转侧，急忙跑到我家找我。记得当时是 1988 年 5 月 12 日早 8 点，我正欲动身赶点上班，又不好意思拒绝患者。慌忙摸了一下他的额头，体温不高；简单看了一下舌苔，诊了一下脉象，未发现异常。告诉患者说你这是夜晚睡觉枕头不合适，脖颈受风，也就是常说的“落枕”。掏出随身携带的银针在他的双侧列缺穴各扎了一针，得气后用平补平泻的手法反复捻转针柄 3 分钟，不留针，刚一起针，患者就说头不痛了。我让他转动一下脖颈，脖颈也敢活动了。

【按】列缺为四总穴之一，“头项寻列缺”。也就是说头项部的疾病针刺本穴往往有针到病除之效。

4. 针刺合谷穴治疗口唇麻木

杨某因口唇发麻于 1990 年 12 月 10 日找我针灸治疗，经询问得知患者除口唇麻木外无其他任何不适，病程已有 1 周，查其舌脉无明显异常，各种病理反射未引出。我想到“面口合谷收”，就每天针灸患者的双侧合谷穴，得气后留针 30 分钟。1 周后患者恢复正常。

5. 针刺列缺穴治疗颈椎病

52 岁的男性患者李某经常头晕，服用药物（具体药物不详）无效，又找某医按摩了一个月也没什么效果，经县医院 X 线摄片诊断为颈椎病，1988 年 4 月 22 日找我治疗。查患者舌苔脉象无显著变化，经询问知他以前服用的是药丸（中成药）、药片（西药），就想给他开几剂平肝息风活络的中药看看疗效，谁知药方还没开起，患者就说打死他也不喝中药。无奈我只好说给你扎扎针看看吧，刚用 1 寸毫针扎列缺一针（具体是哪侧记不清了），进针后针点向上，以平补平泻的手法旋转针柄五六次，患者就大呼小叫，说什么也不让继续扎下去了。我说你实在不让扎针就算了，欲将针起出，患者又说既然扎上了，就养一会儿针吧。我只好让他坐了一会儿，30 分钟后又用平补平泻捻转针柄十五六次起针，心想这也起不到什么效果，也就扎这一次算了吧。谁知第二天他又来了，说昨天扎了一针似乎感觉头晕显轻了，想再扎一次试试。我就在他的双侧列缺用第一次的手法扎了一次。第三天他来后说头晕明显减轻了，要求继续针刺。我就继续给他针刺一个礼拜，头晕消失。

【按】“头项寻列缺”。患者的头晕为颈椎病所致，针刺列缺既治了头，又治了项，可谓一穴双的，效果显著。

6. 针刺列缺穴治疗头疼

8 岁的一年级学生郭某头疼半年多，影响学习。其父带她看了不少医院，做过腰穿，查过 CT，拍过 X 线片，均找不出病因，1994 年 7 月 14 日找我治疗。经过望、闻、问、切一番折腾，也看不出孩子有什么异常之处，我实在感到无能为力。

琢磨了半天，忽然想起“头项寻列缺”。就说我给孩子扎扎针灸试试吧，孩子一听要扎针，吓得“哇、哇”大哭。我就哄孩子说：“不要着急，我用小针只给你轻轻扎两针，一点也不疼。”说着掏出 1 寸毫针让她看了看，待孩子情绪稳定后迅速刺入双侧列缺穴，针尖向上，以平补平泻手法快速捻转针柄十来下出针，不留针，还没等她反应过来，第一个穴位已经扎完了，接着继续进行了第二个穴位的操作。第二天如法炮制，起初两次看不出什么效果，扎完第三天孩子就说头不怎么疼了。我就一直给孩子治疗了 8 天，孩子说一点也不疼了。

7. 针刺合谷穴治疗口眼㖞斜

19 岁的杨某 1978 年 4 月 21 日早晨起来发现说话跑风，用镜子一照发现口角朝左边㖞了不少，右眼也不能完全闭合，急忙跑来找我看看是怎么回事。我给孩子测了测血压，120/80mmHg；舌淡苔薄白，脉弦。就告诉他这是中了风邪，针灸效果不错。他当下就要求我给他针灸，我就掏出银针在他的双侧合谷穴扎了进去，得气后左侧用泻的手法、右侧用补的手法反复捻转针柄，每穴 3 分钟，出针。第二天睡觉醒来后，他的口角就不怎么㖞斜了，右眼也闭合得差不多，我就如法给他针灸了 5 次，口眼基本上恢复正常。

【按】通过对此例患者的针灸治疗，我对四总穴的治疗效果彻底折服了。

8. 温灸足三里穴治疗胃溃疡

刁某患胃溃疡多年，经常胃痛、烧心、吐酸水、腹部饱胀，甚至恶心呕吐，尤以饭后或胃脘部着凉发作为多。经常吃健胃制酸药维持。1994 年 7 月 21 日求我治疗，见其舌淡苔薄白有齿痕，脉细弱，我就开了西咪替丁、胃得宁、维生素 B_6、附子理中丸、香砂养胃丸等药治疗。服药 5 天，患者跑来说服药后的感觉和以前没什么两样，也是一吃药就减轻，不吃药还和治疗前一个样。查其舌脉从前，症状如故。就对患者说：我给你扎扎针吧？患者一听要扎针，把头摇得像拨浪鼓似的，说什么也不同意。我只好让患者去药房买了包艾灸条，教他在双侧足三里穴进行熏灸，每天 1 次，每次 1 棒，以皮肤感到灼热但烫不上水泡为度。患者整整坚持了两个月，多年的胃溃疡彻底没症状了，半年后做了个胃造影，提示胃黏膜光滑。

【按】“肚腹三里留”。多年的临床实践证明，温灸足三里对胃溃疡、十二指肠溃疡都有较好的疗效。

9. 委中穴放血治疗急性腰扭伤

赵某在搬石头时扭伤了腰，躺在床上翻不了身，更不要说下床活动，稍一活动就疼得大呼小叫。第二天（1996 年 4 月 8 日）家属邀我出诊，患者自己也说不清疼痛的具体位置，只说整个腰部哪儿也不敢触摸，我就动员他去医院拍个 X 线片，如果骨头没事儿再回来治疗。患者说他自己估摸着没伤着骨头，不用去医院，先吃点药试试吧。我就在患者的双侧委中穴点刺出血，不到半个小时，患者就说腰疼减轻，敢稍微活动了。我就给患者留了跌打丸、舒筋活血片、布洛芬等药物以善其后。

【按】“腰背委中求”。多年的医疗实践证实，委中穴放血治疗急性腰扭伤有独特效果。

第二节　十要穴

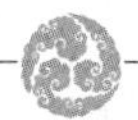

十要穴也可以用一段诗歌高度概括：

三里内关穴，胸腹中妙诀。
曲池与合谷，头面病可彻。
腰背痛相连，殷门昆仑穴。

头项若有病，后溪并风池。
膝前兼胸胁，环跳与阳陵。
三百六十穴，不外十要穴。
治病如神灵，效似汤沃雪。

这几句话的含义：足三里配内关可治疗胸腹部位的疾病，像急慢性胃肠炎、胃溃疡、心脏病、心绞痛等疾病；曲池配合谷可以治疗头面部的疾病如颜面神经麻痹、各类头痛、半身不遂、口眼歪斜等；腰背部的疼痛可以取殷门和昆仑穴进行治疗；头项部位的疾病如落枕、头痛项强、颈椎病、抽搐、角弓反张等可取后溪、风池穴进行治疗；膝盖前面和胸胁部位的疾病如膝关节炎、膝关节结核、肝气不舒所致的胸胁胀痛、胸膜炎、胸腔结核等可取环跳与阳陵泉进行治疗。这几个穴位的疗效相当灵验，就像将一瓢开水泼在雪地上雪立即融化一样神速。

1. 针刺内关穴治疗胸腹痛

本村王某腹部疼痛，晚上找到我家，要求针灸治疗。我查其腹痛不喜揉按，舌象正常，脉紧。就针刺双侧内关穴、足三里穴，得气后留针30分钟，起针后腹痛就消失了。

刘某胸部疼痛，不敢咳嗽，1988年7月11日找我治疗。听诊双肺呼吸音清晰、心脏各瓣膜无器质性杂音，胸透心、肺、膈未见异常，舌苔脉象也无特异发现。我就针刺其双侧内关穴、阳陵泉，得气后留针30分钟。起针后患者就说胸痛减轻，继续针灸3次，胸痛消失。

【按】内关穴为十要穴之一，是手厥阴心包经的常用穴位，也是八脉交会穴之一，通于阴维脉，善治胸痛、腹痛、胃痛，对急慢性胃炎、肠炎，以及冠心病引起的胸、腹疼痛都有疗效。歌曰“三里内关穴，胸腹中妙诀”，“膝前兼胸胁、环跳与阳陵”，可见足三里、内关穴对胸、腹部疾病都有较好的疗效，环跳穴与阴陵泉穴对胸胁疾病有较好的疗效。但一般临床医生都习惯于胸部疾病选取内关穴、阴陵泉穴；腹部疾病选取足三里、内关穴。

2. 针刺合谷、曲池穴治疗头疼发热

胡某因头疼、发热于1998年9月13日找我治疗。查其面部通红、额头发热、口干口苦，体温37.5℃，舌尖红苔薄黄、脉浮数。显然患者系风热外感，我就针刺其双侧合谷、曲池穴，先用强刺激手法捻转针柄1分钟，然后留针30分钟，起针后患者就说头疼减轻。第二天又用同样手法针刺1次，头疼发热消除。

【按】曲池也为十要穴之一，歌曰“合谷与曲池，头面病可撤”。曲池有疏风清热之效，以治疗外感风邪引起的头面部疾病为好。

3. 针刺殷门、昆仑穴治疗背痛

习某背痛三四天，服用解热止痛药只能暂时缓解，1989年4月15日求我治疗。患者除背痛外无任何不适，体温不高，舌质、舌苔无异常，脉浮。我想患者可能是背部受风，阻碍局部血行，不通则痛。十要穴歌曰:“腰背痛相连，殷门昆仑穴。”考殷门、昆仑穴都是足太阳膀胱经的重要穴位，足太阳膀胱经循行于背部，于是就针刺患者的双侧殷门、昆仑穴，得气后留针30分钟。起针后患者就感背部舒适，继续治疗4次，背痛消除。

4. 针刺环跳、阳陵泉穴治疗膝关节疼痛

季某左膝关节疼痛，局部不红不肿，连服消炎止痛药、解热止痛药不解，1998年10月22日求我诊治。患者左右膝盖对比无异常，但左膝盖按之疼痛，自述行走时疼痛加重，行走时间长了膝关节打弯儿都困难，舌脉均无异常发现。因临床无证可辨，我就针刺左侧外膝眼、阳陵泉、气海、血海等局部穴位以求活络止痛，一连针刺7天，患者说没什么疗效，膝关节疼痛如故。

针刺哪个穴位能治疗膝关节疼痛呢？我反复思考。忽然想起十要穴

歌诀中的一句话："膝前兼胸胁，环跳与阳陵。"就改刺左侧环跳、阳陵泉穴，针刺 3 次膝关节疼痛减轻，又继续治疗 10 天，左膝关节疼痛终于痊愈。

5. 针刺内关、足三里穴治疗吐泻

3 岁患儿杨某患急性肠胃炎，上吐下泻。在村医处肌注庆大霉素注射液、爱茂尔注射液，口服小儿复方新诺明、思密达、维生素 B_6 无效，于 1993 年 10 月 13 日找我治疗。见孩子上吐下泻，精神萎靡不振，指纹淡红，脱水征、酸中毒明显。我就给孩子静点葡萄糖注射液、生理盐水、磺胺嘧啶、维生素 B_6、碳酸氢钠等药，连续治疗 3 天，脱水、酸中毒基本纠正而吐泻如故。第四天输液后我即用 1 寸毫针针刺其双侧足三里、内关穴，各穴进针后用平补平泻手法捻转针柄 1 分钟后出针。第五天家长来后说病轻了，打针输液了几天，还不如扎针效果好呢！应家长要求，第五天、第六天、第七天都是只扎针，没有输液，孩子痊愈。

【按】"三里内关穴，胸腹中妙诀。"急性肠胃炎属腹部疾患，针刺二穴符合针灸学理论，取穴少，效果好。

6. 针刺环跳、阳陵泉穴治疗肋间神经痛

1982 年 5 月 16 日，33 岁的患者孙某因右侧肋骨疼到卫生院找某医生治疗，一连来治疗了 3 次效果不是很好，他听说我针灸治病还可以，争得某医生同意后来找我扎扎针试试。患者否认有外伤史，在医院也做过透视、照相，没有发现器质性病变，好几位医生说是肋间神经痛，检查舌脉没有特异性发现。说实话，当时我刚从医不久，对于胸胁部位的危险穴位真不敢贸然行针。但患者既然这么信任我，而且是本单位的高年资医生介绍来的，又不好推脱，只好在四肢寻求平妥穴位扎扎试试。想起老师教我的十要穴歌诀"膝前兼胸胁，环跳与阳陵"，就在患者的右侧环跳、阳陵泉各扎了一针，进针大约 2.5 寸，得气后以平补平泻的手法捻转针柄 3 分钟后留针，15 分钟后再捻转一次，半个小时后边捻

转边起针。治疗两次后，他就说疼痛减轻，共针刺 5 次，方法从前，患者的右侧胸胁就不疼了。

【按】笔者几十年的临床实践证实：环跳配阳陵泉治疗肋间神经痛疗效显著。

7. 针刺后溪、风池穴治疗落枕

1988 年 3 月 22 日，屈某早晨起床后脖颈突然疼得不敢动弹，急忙跑到卫生院找我治疗。检查患者舌脉无显著变化，头也不疼，体温也不高，考虑患者可能是落枕，因患者头一直往右侧歪斜，就在左侧后溪、风池穴各扎了一针，进针 1 寸，得气后以强刺激手法反复捻转针柄 4 分钟出针，不留针，起针后患者就说疼痛明显减轻。第二天又用同样针法治疗一次，脖颈转动灵活自如。

【按】十要穴歌诀说："头项若有病，后溪并风池。"落枕多因夜晚睡觉时姿势不正，脖颈处感受风邪所致，用此二穴治疗实至名归。且八脉交会穴歌诀说"后溪督脉缺盆颈"，可见后溪穴治疗落枕是有一定疗效的。

8. 针刺后溪、风池穴治疗颈椎病

42 岁的女性刘某经常头晕，脖颈转动不利。在医院 X 线片检查诊断为颈椎病，多方求治未能痊愈，1991 年 11 月 26 日求治于余。脖颈处按之无压痛，搬动过猛就显头晕，舌苔脉象无特异发现。患者见面先声明不喝中药，我就开了颈复康、氟桂利嗪、天麻丸、维生素 B_1 等药，患者一看，就说这些药她都吃过，没什么疗效。无奈，我说给你扎扎针吧？这点她倒同意，但又声明以前扎针晕过针。我就在她的双侧后溪、风池穴用 1 寸毫针轻轻刺入，稍微捻转得气后留针 30 分钟出针。扎了 3 天，患者说头晕见轻，继续扎了 5 天，困扰她两年多的头晕就消失了。

【按】颈椎病病在脖颈，也就是中医所说的颈项部，症状在头。十

要穴讲“头项若有病，后溪并风池”；八脉交会穴讲“后溪督脉缺盆颈”，所以针灸此二穴对颈椎病有显著疗效。

第三节　十二神针

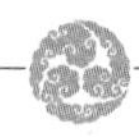

十二神针全称马丹阳十二神针，指的是足三里、内庭、曲池、合谷、委中、承山、太冲、昆仑、环跳、阳陵泉、通里和列缺这12个穴位，效果好而且临床应用非常广泛，故被称为“马丹阳天星十二神针”。《天星十二穴主治疾病歌》说：“三里内庭穴，曲池合谷接，委中配承山，太冲昆仑穴，环跳与阳陵，通里并列缺，合担用法担，合截用法截。三百六十穴，不出十二诀，治病如神灵，浑如汤泼雪，北斗降真机，金锁教开彻，至人可传授，匪人莫浪说。”马丹阳是道教北七真之一，他的针灸技术尤其精湛，享有盛誉，著有《天星十二穴主治疾病歌》(又名《天星十二神针法》)。天星十二穴分布于人体十二经脉，能治疗人体各个部位的疾病，这十二个穴位，既能单独应用，又可配伍应用。也就是说适合采用担法治疗的用担法，适合采用截法治疗的用截法。

“担”，即挑担、双挑的意思；“截”即截止、阻拦的意思。《针灸问对》说：“截者截穴，用一穴也；担者二穴，或手足二穴，或两手足各一穴也。”说的就是这个道理，即治病可取单侧一穴截之，又可取双侧双穴担之，如头痛牙痛取单侧合谷就叫作上截；胸闷气短取双内关就叫作上担；腹痛腹胀取一侧足三里叫作下截，取双侧足三里谓之下担。也可上下结合，采取上担下截或下担上截，如胃痛胸闷呕吐取双侧内关单侧公孙谓之上担下截；取双内关双公孙即上下双担。

十二神针的具体内容也可用十二段歌诀说明：

三里膝眼下，三寸两筋间，能通心腹胀，善治胃中寒，肠鸣并腹泻，腿肿膝胻酸，伤寒羸瘦损，气蛊及诸般，年过三旬后，针灸眼变宽，取穴当审的，八分三壮安。

内庭次趾外，本属足阳明，能治四肢厥，喜静恶闻声，瘾疹咽喉痛，数欠及牙痛，疟疾不能食，针着便惺惺。

曲池拱手取，屈肘骨边求，善治肘中痛，偏风手不收，挽弓开不得，筋缓莫梳头，喉闭促欲死，发热更无休，遍身风癣癞，针着即时瘳。

合谷在虎口，两指歧骨间，头痛并面肿，疟疾热还寒，齿龋鼻衄血，口噤不开言，针入五分深，令人即便安。

委中曲腘里，横纹脉中央，腰痛不能举，沉沉引脊梁，酸痛筋莫展，风痹复无常，膝头难伸屈，针入即安康。

承山名鱼腹，腨肠分肉间，善治腰疼痛，痔疾大便难，脚气并膝肿，辗转战疼酸，霍乱及转筋，穴中刺便安。

太冲足大趾，节后二寸中，动脉知生死，能医惊痫风，咽喉并心胀，两足不能行，七疝偏坠肿，眼目似云矇，亦能疗腰痛，针下有神功。

昆仑足外踝，跟骨上边寻，转筋腰尻痛，暴喘满冲心，举步行不得，一动即呻吟，若欲求安乐，须于此穴针。

环跳在髀枢，侧卧屈足取，折腰莫能顾，冷风并湿痹，腰胯连腨痛，转折重欷嘘，若人针灸后，顷刻病消除。

阳陵居膝下，外臁一寸中，膝肿并麻木，冷痹及偏风，举足不能起，坐卧似衰翁，针入六分止，神功妙不同。

通里腕侧后，去腕一寸中，欲言声不出，懊恼及怔忡，实则四肢肿，头腮面颊红，虚则不能食，暴瘖面无容，毫针微微刺，方信有神功。

列缺腕侧上，次指手交叉。善疗偏头患，遍身风痹麻，痰涎频壅上，口噤不开牙，若能明补泻，应手即如拿。

以上这十二穴位都为人体十二经脉最重要和常用的穴位，其治疗病症非常广泛，疗效比较明显。

1. 针刺太冲穴治疗咽喉肿痛

22岁的顾某咽喉疼痛，1998年6月5日找我治疗。查其咽喉发红，扁桃体2度肿大，白睛发红，体温37.2℃，舌尖红、舌苔薄黄，脉数。此肺经热盛。针双侧太冲穴，得气后留针30分钟，起针后不按压针眼，让其自然流出少许血液后用干棉球擦干。治疗3次，咽喉肿痛消失。

【按】太冲穴是足厥阴肝经的一个重要穴位，能清肝泻火。患者白睛发红，虽说白睛属肺，脉也不显弦象，但目赤总和肝火有点关系。且马丹阳十二神针说：太冲“……咽喉并心胀，两足不能行……”，说明该穴治疗咽喉肿痛疗效卓著。

2. 针刺通里穴治疗声音嘶哑

邻乡42岁的吴某声音嘶哑，在本村乡医那里吃了3天头孢氨苄胶囊、清音丸不见好转，1988年3月21日求我治疗。我见其咽部发红，舌苔薄黄少津，脉浮数，认为是风热犯肺、咽喉不利之故，开了3剂疏风清热、利咽开音的中药。患者说：“杨大夫，我实在是被嗓子干、声音嘶哑给憋坏了，您能想个法子让我快点舒服点吗？”我突然想起马丹阳十二神针所说的“通里腕侧后，去腕一寸中，欲言声不出，懊恼及怔忡”，即针刺她的双侧通里穴，得气后用平补平泻的手法反复捻转针柄20分钟后出针，起针后患者就大呼舒服。第二天又用同样手法针刺一次，嘶哑的声音基本变清晰，然后再以原先取走的中药善后。

3. 针刺内庭穴治疗荨麻疹

赵某患荨麻疹，冬天不敢出门，因一遇凉风刺激即在脖颈、手背起好多荨麻疹，瘙痒异常。为此曾多次寻医问药，中西药品服用不少，吃了一段时间，过一段时间就又犯了，1990 年 11 月 13 日找我治疗。患者自述除出荨麻疹外无其他任何不适，饮食二便正常，舌苔脉象也无显著变化。辨证不明，治疗也无从着手。忽然想起马丹阳十二神针说："内庭次趾外，本属足阳明，能治四肢厥，喜静恶闻声，瘾疹咽喉痛，数欠及牙痛……"于是就试着针刺双侧内庭穴，得气后留针 30 分钟，每天 1 次。治疗 3 次后，患者自觉荨麻疹减少，继续针灸 5 次，荨麻疹未再出现。

4. 针刺合谷穴治疗鼻衄

胡某鼻子出血七八天，量也不大，但每天都要出 1 次，每次擦鼻涕时都带有血液，他自己服了 3 天卡巴克洛、维生素 K_4 也不管用，1989 年 6 月 6 日找我治疗。查其舌脉均无明显变化，我就针刺其双侧合谷穴，得气后留针 30 分钟，每天 1 次，连续治疗 3 次，鼻衄消除。

【按】马丹阳十二神针说："合谷在虎口，两指歧骨间，头痛并面肿，疟疾热还寒，齿龋鼻衄血，口噤不开言，针入五分深，令人即便安。"说明此穴治疗鼻衄有一定疗效。

5. 针刺列缺穴治疗偏头痛

30 岁的杨某左侧偏头痛，1991 年 3 月 18 日找我治疗。患者体温不高，睡眠正常，也无明显改变。想列缺"善疗偏头患"，我就试着针刺双侧列缺穴，得气后留针 30 分钟，每天 1 次。连续治疗 10 次，偏头痛未再复发。

6. 针刺列缺穴治疗口噤不开

孙某因故和邻居产生纠纷，争吵期间，突然昏倒在地，双手紧握，牙关紧闭，呼之不应，家属急邀我赴诊。问明原因，切其脉弦紧。我就针刺人中、百会、太冲以求开窍醒神、疏肝解郁，20 分钟后，患者病情如故，我就针刺十宣穴放血以加强开窍醒神之效，又过了20分钟，患者还是牙关紧闭、呼之不应。忽然想起马丹阳十二神针说列缺“善疗偏头患，遍身风痹麻，痰涎频壅上，口噤不开牙，若能明补泻，应手即如拿”。就针双侧列缺，用强刺激手法捻转针柄各3分钟，起针后患者就长呼两口气，恢复了正常。

7. 针刺环跳穴治疗腰椎间盘突出症

42岁的苏某患腰椎间盘突出症2年，左下肢后面疼痛，尤其直立起来疼痛更甚，走路走不了300米就得蹲下休息一会儿。最近几天由于劳累过度，再加上空气潮湿，左侧腰和胯及腓肠肌也都疼痛，不敢行走，2009年8月21日家属邀我出诊。望其舌淡苔白腻，脉沉细，我就按肝肾不足、风湿痹阻针刺其双侧肾俞、腰阳关及左侧环跳、承扶、殷门、阳陵泉、委中、承山、太溪、昆仑等穴位以求补肝肾、强筋骨、祛风湿、舒筋活络止痛。各穴得气后留针30分钟，起针以后，患者就说疼痛减轻，在屋里走了2圈。第二天针刺时忘了扎环跳，起针后患者说今天不如昨天效果好，没感到有进步。第三天、第四天我都针了环跳，每次起针后患者都说有进步，非常高兴。我没想到环跳穴对腰椎间盘突出症引起的腰腿胯疼痛有这样好的疗效，为试试它的确切效果，第五天、第六天我都有意不扎环跳，每次起针后患者表情都不兴奋，第六天他说扎不扎效果都不大了，不打算再挨疼了。无奈我只好告诉他实情，说以后再针刺时一定还扎上环跳。他同意再扎几天看看效果。我又继续针了4天，他的腰腿胯疼得到了较好的缓解，不但腰和胯不痛了，走路走个千儿八百米腿也能坚持下去了。

【按】马丹阳十二神针说：“环跳在髀枢，侧卧屈足取，折腰莫能顾，冷风并湿痹，腰胯连腨痛，转折重欷嘘。”“腰胯连腨痛，转折重欷嘘”，不正是腰椎间盘突出症主要表现之一吗？所以说环跳穴是治疗腰椎间盘突出症的主要穴位之一。

8. 针刺通里穴治疗流行性腮腺炎

1992年春天，当地小儿流行性腮腺炎流行，有一个1周岁的患儿王某体态胖乎，服药困难，输液不好找血管，单纯打利巴韦林效果又不好，真是一筹莫展。忽然想起马丹阳十二神针歌诀说："通里腕侧后，去腕一寸中，欲言声不出，懊恼及怔忡，实则四肢肿，头腮面颊红，虚则不能食，暴瘖面无容，毫针微微刺，方信有神功。"就试着用1寸毫针刺入患儿的双侧通里穴，各轻轻捻转针柄1分钟后出针，治疗4次，肿大的左侧腮腺就消下去了。

9. 针刺承山穴治疗痔疮

张某自幼嗜食辛辣，成年后经常大便干燥、便后带血，在某医院诊断为痔疮。1988年8月痔疮加重，不仅大便干燥、便后带血，而且每次大便后痔核都要脱落下来，疼痛难忍，不能自动复位，8月26日找我治疗。查其舌淡苔薄黄，脉弦紧。我就开了槐角丸每次1丸内服，化痔栓外用。3天后患者复诊，说症状没有减轻，每次大便后疼痛比以前还厉害。我反复思考，记得马丹阳十二神针歌诀说："承山名鱼腹，腨肠分肉间，善治腰疼痛，痔疾大便难……"就在他的双侧承山穴用2寸毫针各扎了1针，得气后用泻的手法捻转针柄2分钟后留针30分钟。第二天、第三天又同样治疗一次，他的痔疮疼痛减轻，大便也不像以前那样干燥了，继续针灸5次，他的痔疮基本控制住了。

10. 针刺太冲穴治疗疝气

45岁的张某1999年4月17日来医院找我，说他左下腹疼得厉害。我马上给他做了详细检查，疼痛部位在腹股沟处，睾丸也感觉隐隐作痛，有下坠感，用手揉按腹股沟有包块感且柔软，能揉按回去，揉按回去后疼痛也消除了。就对患者说："你这是疝气，要想根治就得做手术。"工夫不大，他从厕所回来后又说左下腹疼了，说着说着就呻吟起来，我赶紧掏出银针，在他的双侧内庭穴各扎了一针，得气后准备留针30分钟看效果，还不到15分钟，他的左侧腹股沟就不疼了。

【按】太冲穴是肝经的原穴，主治疝气。马丹阳十二神针说："太冲足大趾，节后二寸中，动脉知生死，能医惊痫风，咽喉并心胀，两足不能行，七疝偏坠肿，眼目似云朦，亦能疗腰痛，针下有神功。"说明太冲穴对疝气疼痛有较好的疗效。

11. 针刺太冲穴治疗目赤翳障

52岁的郭某双目红肿，胬肉遮睛，视物不清，1992年9月27日找我治疗。望其面红耳赤，说话声高，舌质发红，舌苔薄黄，切其脉弦数。认为是肝火上炎之故，即用三棱针将双侧太冲穴点刺出血。第二天患者再次来诊，双目红肿明显减轻，自述视物较昨天清晰。效不更法，即照昨天方法再针刺1次，连针5次，患者双眼红肿消退，胬肉去除，视物正常。

【按】马丹阳十二神针歌诀说："太冲足大趾，节后二寸中，动脉知生死，能医惊痫风，咽喉并心胀，两足不能行，七疝偏坠肿，眼目似云朦，亦能疗腰痛，针下有神功。"说明太冲有清肝泄热的作用，治疗肝火上炎引起的目赤翳障确有疗效。

12. 针刺昆仑穴治疗双腿抽筋

霍某的双腿每到晚上就抽筋，影响睡眠，1998年5月8日求我治疗。切其脉沉细无力，认为是血不荣筋之故，就针双侧承山、复溜以求养血柔筋活络。针灸2次，不见效果，又加双侧阳陵泉治疗2次，患者双腿抽筋如故。后来想起"昆仑足外踝，跟骨上边寻，转筋腰尻痛，暴喘满冲心，举步行不得，一动即呻吟，若欲求安乐，须于此穴针"这句歌诀，就试着针刺双侧昆仑穴，得气后留针30分钟，不再刺其他穴位。针灸3次，双腿不再抽筋。

第三章 对穴、腰体三针与头针

第一节 对 穴

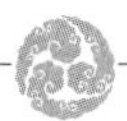

在人体有十八对上下相配的穴位临床治疗效果较好，它是根据《黄帝内经》“病在上，取之下”的原理选取的，故称十八对穴，简称对穴。这十八对穴位分别是：

百会、涌泉 主治神经系统疾病，如卒中、休克、昏迷、癫狂等，可针可灸，二者一补一泻，效果神速。

太冲、合谷 主治筋脉拘急、痉挛、头痛、牙痛、疝痛、无汗等。

肩髃、环跳 凡肢体一部分或半侧发生的拘挛、疼痛、麻痹用之效果很好。

尺泽、委中 凡瘀血阻络、时疫吐泻、急性腹痛、急性胃痛等以二穴放血，立竿见影，效果神速。

人中、风府 治疗卒然口噤，昏不识人，癫狂歌哭，精神失常效果也很好。

少商、隐白 能治出血、癫狂。

天枢、足三里 主治消化系统疾病如腹痛、呕吐、泄泻、痢疾等。

胃俞、梁门 主治胃脘疼痛、痞满、呕吐泄泻等消化系统的疾病也有良效。

肺俞、俞府 主治咳嗽、哮喘、咳血等呼吸系统疾病。

命门、关元 主治一切虚脱，用灸法效果更好。

中脘、至阳 主治一切脾胃疾病。

公孙、内关 主治心腹胃痛、胸痛、痞满、呕吐等。

后溪、申脉 主治头面颈项及目肿、喉痛、癫狂诸疾。

临泣、外关 主治手足麻痹、头风、耳聋诸疾。

列缺、照海 主治疝气、痔疮、便血、小便淋沥不尽及牙痛。

三阴交、间使 主治男女生殖器疾病、妇女月经不调及寒热疟疾。

绝谷、支沟 主治热结便秘、腹胀、胁痛、胆石症等。

曲池、阳陵泉 主治四肢疼痛、麻痹、瘫痪等。

1. 针刺百会、涌泉穴治疗休克

本村张某与人争吵时气急攻心，昏倒在地，乡邻将我叫去时邻居正在掐人中急救，患者已昏不识人，面色晦暗，手足发凉，心率116次/分，血压60/40mmHg，脉数而无力。我立即掏出随身携带的银针，在患者的百会穴、双侧涌泉穴各扎了一针，百会穴轻轻进针，进针后留针；接着刺入双侧涌泉穴用强刺激手法迅速捻转针柄观察患者的表现。工夫不大，患者手足转温、面色正常、神志恢复，心率92次/分，血压110/56mmHg。

【按】百会穴位居颠顶部，其深处即为脑之所在，为督脉经穴，是调节大脑功能的要穴。穴性属阳，又于阳中寓阴，故能通达阴阳脉络，连贯周身经穴，对于调节机体的阴阳平衡起着重要的作用，可回阳救逆、开窍醒神；涌泉穴位居足底，是足少阴肾经穴位，能补肾回阳，针刺该穴针感强烈，有醒神作用。二者一上一下，遥相呼应，协同作战，能调节机体阴阳平衡、回阳救逆、开窍醒神，救治卒中、休克、昏迷、昏厥、低血压等都有较好的疗效。

2. 针刺合谷、太冲穴治疗牙痛

赵某患牙痛1个多月，消炎止痛药、清热泻火药服了不少，也扎过针灸，就是效果不好。1994年10月1日求我治疗，问知患者左下侧牙龈疼痛，口中不干微苦，牙齿不长，也说不清楚究竟哪一颗牙齿疼痛得最厉害；望其牙龈不红不肿；切其脉右关脉弦数。即用泻法针刺合谷、太冲，牙痛当下减轻，患者千恩万谢。同诊室的一位医生大惑不解，悄悄地跑过来问："这个患者也找我看过，我没针太冲，但针刺的是合谷、上关、颊车等，怎么就没有你扎这两个穴的效果好呢？”

我笑着说：“这个患者虽然看起来火势不大，但从症状、脉象分析，还是一个肝火引起的牙痛。太冲穴为足厥阴肝经的输穴、原穴，有清肝泻火之效，经云‘病时间时甚者，取之输’。该患者牙痛日久，故当取太冲；原穴能激发原气，调动体内的正气以抗御病邪，通过调整脏腑经络的虚实来去除病变，也应当取太冲。合谷为手阳明大肠经之原穴，有泄热止痛之效，为治疗口腔疾病之要穴。四总穴讲面口合谷收，合谷与太冲相配，既能清肝火，又可泻肠胃之火，治疗肝火牙痛，屡验屡效。”

3. 针刺肩髃、环跳穴除痹痛

周某左侧半身疼痛，按风湿治疗半年疗效平平，吃几天药不痛了，过几天又疼痛如故，1998 年 6 月 7 日求我治疗。患者自述左半身疼痛，阴雨天加重，久站湿地或遇风久吹也加重；舌淡偏暗苔白、脉濡。此风湿痹痛，乃风湿痹阻，络脉不通之故。我原意针刺左侧风池、肩井、肩髃、曲池、合谷、环跳、承扶、殷门、委中、血海、三阴交、太冲、昆仑等穴位以除风活络止痛，谁知刚掏出银针，患者就连连摇头说怕针。经过一番说服，患者同意扎两针试试疗效。我就只在她的左侧肩髃、环跳扎了两针，得气后留针 30 分钟。患者说这样针灸可以忍受。一连针刺 7 天，疼痛减轻，患者治疗信心倍增，又接连针刺 3 周，半身疼痛消除。

【按】肩髃穴为手阳明大肠经常用腧穴，有祛风除湿、活络止痛之功，治疗手臂痉挛疼痛、上肢不遂等症；环跳为足少阳胆经常用穴位，有祛风除湿、强健腰膝、舒筋活络止痛之效，善治下半身风湿痹痛、腰膝酸软、中风瘫痪等症。二者常配合应用治疗风湿痹痛、半身不遂等症。

4. 针刺尺泽、委中穴治疗腹痛

35岁的胡某腹痛难耐，家属于1987年6月15日用手推车拉来求我治疗。来时患者腹痛难忍，双手捧腹，额头冷汗淋漓，呻吟不已。查患者腹部柔软，疼痛部位于上腹部，无压痛、反跳痛及肌紧张，舌淡苔白滑、脉弦紧。四诊合参，考虑患者系寒邪凝滞、气机不利，即针上脘、中脘、天枢（双）、足三里以求温中散寒、调理气机。得气后留针30分钟，起针后患者腹痛如故，不得已又用三棱针在患者左侧尺泽穴、右侧委中穴附近的经脉点刺放血，不过5分钟，患者腹痛即减轻，停止呻吟。

【按】尺泽为手太阴肺经之合穴，有理气止痛之效；委中别名血郄，为足太阳膀胱经的主要穴位，能活血止痛。二者配合刺血，有行气活血止痛之妙，对急性腹痛、胃痛、吐泻都有很好的疗效。

5. 针刺人中、风府穴治疗癔症

屈某因家庭琐事，情志不遂，1988年6月15日与邻居闲谈时突然双眼发直，口角流涎，口中念念有词，且毫无逻辑。邻居忙询问其怎么了，她全然不予理会，只管自言自语。邻居不知所措，慌忙找我去看个究竟。我赶到现场，询问患者哪里不适，她置之不理。一连追问多次，她仍熟视无睹，旁若无人，只管毫无逻辑地高谈阔论，口角的痰涎连绵不断。观其舌，舌红苔薄黄而滑；切其脉，脉弦数。从症状、舌苔脉象看，患者得的是癔症。我掏出随身携带的银针，让邻居帮忙固定住她的头部，在她的人中、风府各扎了一针，采用强刺激手法不留针，起针后患者的精神面貌即有好转，停止了自言自语。

【按】风府又名鬼穴，有开关通窍之效；人中为十三鬼穴之一，又称鬼宫，针刺时针感强烈，有开窍醒神之功。一在督脉，一在任脉，配合应用，对癔症、精神分裂症等精神神经疾病疗效显著。

6. 针刺少商、隐白穴治疗便血

赵某大便带血10天，经应用槐角丸、酚磺乙胺、维生素K_4等效果不佳，2000年5月16日求我治疗。查患者肛门3点处有混合痔，自述大便干结疼痛，带有鲜血，素常嗜食辛辣，舌红苔薄黄少津，脉洪数有力。此混合痔，乃阳明热盛、灼伤血络之故。用三棱针点刺少商（双）、隐白（双），挤出少许血液再用消毒后干棉球擦干，治疗2次，大便带血明显减轻，继续治疗3次，困扰患者1个多月的大便带血痊愈。

【按】患者大便带血乃混合痔所引起，为阳明热盛、灼伤大肠血络所致。少商为手太阴肺经的井穴，点刺放血能清肺经之热，肺与大肠相表里，清肺热可间接清大肠经热；隐白穴乃足太阴脾经井穴，点刺放血能清脾经之热，凉血止血。足太阴脾经与手阳明大肠经皆五行属土，泄脾经之热也能清大肠之热。二者相配可清热凉血止血，对治疗便血、衄血、咯血等各种出血症疗效显著。

7. 针刺足三里、天枢穴治疗上吐下泻

12岁的孙某上吐下泻，1988年10月21日找我治疗。查其腹部胀满，叩诊呈鼓音，自述食欲不振、大便有不消化的食物残渣，舌淡苔薄白，脉弱。此脾胃虚弱、消化不良、胃不受纳、大肠传导失司之故。针天枢、双侧足三里，得气后留针30分钟，起针后患者呕吐感减轻，胃脘舒适。治疗4次，诸症豁然。

【按】足三里为足阳明胃经的常用穴位，可健脾燥湿、生发胃气，治疗胃痛、腹痛、腹胀、呕吐、泄泻皆有良效；天枢穴也是足阳明胃经的常用穴位，又是手阳明大肠经的募穴，是治疗腹胀、泄泻、便秘、痢疾、腹痛等病症的常用穴位。二穴配合应用、相得益彰，是治疗腹泻、呕吐、腹胀、腹痛的绝佳配伍。

8. 针刺胃俞、梁门穴治疗肠胃炎

32岁的刘某呕吐、腹泻、胃痛，口服诺氟沙星、颠茄片、维生素B_6等效果不佳，1989年8月15日求治于余。患者泻下清稀、腹痛喜暖、呕吐物酸腐、胃中嘈杂难受，舌淡苔薄白、脉细缓而无力。患者的症状与现代医学之肠胃炎相似，乃脾胃虚寒、气机不利，胃失和降、大肠传导失司所致。针双侧胃俞、梁门，得气后留针30分钟，针刺2次，腹泻、呕吐减轻，胃脘舒适，继续针刺2次，腹泻、呕吐痊愈。

【**按**】胃俞穴虽是足太阳膀胱经的穴位，却是胃的俞穴，为足阳明胃经输注于背部的反应点，主治消化系统的疾病，对腹胀、胃痛、呕吐、泄泻有较好的疗效；梁门穴是足阳明胃经的常用穴位，居上腹部，内应胃体，调理脾胃之气作用较强，具有健脾和胃、降逆止呕、祛湿止泻、理气止痛之功。二穴一在背部，一在腹部，相互协调，治疗脾胃功能紊乱引起的胃痛、胃胀、呕吐、腹泻、嘈杂有较好的疗效。

9. 针刺肺俞、俞府穴治疗咳喘

4岁患儿王某咳嗽、哮喘，家长于1998年9月14日领来找我治疗。患儿体温不高，痰声辘辘，听诊双肺布满哮鸣音，化验白细胞不高，胸透双肺纹理增粗紊乱，指纹淡红。从症状体征看，患儿应是支气管哮喘。因患儿不能服药，我就针刺患儿的双侧肺俞穴、俞府穴，快速进针，捻转1分钟后出针，针刺1次，患儿咳喘减轻，继续针刺2次，咳喘消除。

【**按**】肺俞穴是人体背俞穴之一，位在膀胱经，却是手太阴肺经输注于背部的反应点，主治呼吸系统疾病，对咳嗽、哮喘、咳痰有较好的疗效；俞府穴虽属足少阴肾经，但它位居胸部，内应肺脏，可升清降浊，宣发肺气，降逆平喘。二穴胸背相配，主治咳嗽、哮喘、咳痰等症。

10. 针刺后溪、申脉穴治疗颈椎病

庞某头晕、头疼、左上肢麻木、颈项部活动不利，1999 年 11 月 2 日求治于余。查血压 120/84mmHg，舌淡苔薄白，脉弦。X 线片示：颈椎骨质增生。针患者双侧后溪、申脉穴，得气后以平补平泻的手法反复捻转针柄每穴各 10 分钟，同时令患者转动脖颈，操作完毕后留针 20 分钟，起针后患者即言头晕、头疼减轻。继续治疗 1 周，头晕、头疼、左上肢麻木消除，颈项部活动自如。

【按】后溪穴、申脉穴均为八脉交会穴，后溪穴通于督脉，申脉穴通于阳跷脉，都能治疗颈部疾患。二穴上下相配，相互协调促进，对治疗颈椎骨质增生引起的头疼、头晕、上肢麻木有非常好的疗效。

11. 针刺足临泣、外关穴治疗耳鸣

胡某耳鸣 1 个多月，多方求治未见疗效，2000 年 3 月 28 日求治于余。患者自述耳朵有蝉鸣声，影响休息和睡眠。舌质偏红，舌苔薄白，脉弦。考虑患者为神经性耳鸣，乃胆经火热上炎之故。即针刺双侧足临泣、外关穴，得气后留针 30 分钟，前后治疗 10 次，耳鸣消除。

【按】外关穴是手少阳三焦经的常用腧穴，能疏风清热、通经活络，同时也是八脉交会穴之一，通于阳维脉，善治头面五官疾病；足临泣是足少阳胆经的常用腧穴，能清少阳之热，二穴上下相配，治疗肝胆热盛引起的耳聋、耳鸣有较好的疗效。

12. 针刺悬钟、支沟穴治疗便秘

肖某便秘 1 个多月，大便二三日一行，既干且硬，有时需借助开塞露通便。曾经服泻火通便药、养血润肠药效果不佳，2005 年 6 月 12 日求治于余。查舌脉无特殊变化，即针悬钟（双）、支沟（双），得气后用平补平泻的手法各捻转 10 分钟出针，起针后患者即有便意，解出不少大便。继续以同样手法治疗 5 次，大便通畅。

【按】悬钟穴是足少阳胆经常用穴位，可治痔疮、便秘，位在下肢；支沟穴为手少阳三焦经常用穴位，主治便秘，位在上肢。二穴上下相配，治疗各种原因引起的便秘都有良效。

13. 针刺后溪、申脉穴治疗目赤肿痛

24 岁的刁某两眼红肿、疼痛，视物模糊，1996 年 3 月 8 日找我治疗。患者自述口苦心烦、尿黄，舌红苔薄黄，脉细数。根据患者的症状和舌苔脉象，我认为患者系心肝热盛，就针刺双侧后溪、申脉穴，得气后用泻的手法各捻转针柄 5 分钟后出针。针刺后第二天目赤肿痛就明显减轻，继续治疗 2 次，目赤肿痛痊愈。

【按】后溪穴是小肠经的重要穴位，能清小肠之热、利眼目。心与小肠相表里，泄小肠之热即能清心除烦；申脉穴为足太阳膀胱经与阳跷脉之会，膀胱经气血在此变为凉湿之性，善能治疗目赤肿痛。

14. 针刺太冲、阳陵泉穴治疗胁痛

本村农民杨某，胁肋部疼痛半年余，经各级医院理化检验查不出确切病因，求医无数，中西药品叠进，疗效甚微。1996 年 5 月 16 日来找我治疗，我看了看他以前的处方，大多是按肋间神经痛治疗的，镇定止痛者有之，营养神经者有之，疏肝解郁者有之，活血止痛者有之，疏肝活血止痛者也有之。望其胁肋部不青不红不肿无畸形，咳声低怯，舌淡苔白；问知患者不敢咳嗽，咳则胁肋疼痛更甚，但具体是哪一处疼痛他也说不清楚；切其脉弦。我心想：胁肋部为足厥阴肝经循行之处，该部疼痛应该与肝经有关，患者脉弦也说明了这一点。古人云久痛入络，络主血，其治当疏肝解郁、活血通络止痛。前医用疏肝活血止痛之法治疗并无不妥，只是药物不如针灸直接快捷。想太冲穴是足厥阴肝经的输穴、原穴，荥输治外经，胁肋疼痛当取其输穴治疗；原穴能激发原气，调整脏腑经络，使机体复原，病邪退出，经络疏通，疼痛解除，《黄帝内经》还有‘病时间时甚者，取之输’之诲，该病病程半年，也称得上

‘病时间甚者’，故针灸治疗应首取太冲。肝与胆相表里，肝脉布胁肋，胆脉循胁里，过季胁，说明胁痛与肝胆的关系甚为密切，故循经取穴。泻足少阳胆经穴位治疗肝郁气滞血瘀引起的胁肋痛效果均佳，《杂病穴法歌》有“胁痛只须阳陵泉”之说，针灸治疗还应取胆经的下合穴阳陵泉。于是就取太冲，用平补平泻手法，阳陵泉用泻法，针刺1次，疼痛减轻，继续针刺7次，胁痛痊愈。

15. 针刺少商、隐白穴治疗鼻衄

李某鼻腔出血，经注射卡巴克洛、维生素 K_1，静脉点滴支链氨基酸、酚磺乙胺，鼻腔填塞消毒纱布效果不佳，2002年4月10日邀我会诊。患者面红目赤，舌红苔薄黄，脉洪大，肺经火热上炎、灼伤血络之象昭然。我即用三棱针将患者的双侧少商、隐白穴点刺出血，不到半个小时，鼻腔出血停止。

【按】少商穴为手太阴肺经的井穴，能治鼻衄，点刺出血能清肺泄热；隐白穴是足太阴脾经之井穴，善治出血，点刺出血能清热凉血。二穴相配是治疗血热鼻衄的最佳搭档。

16. 针刺三阴交、间使穴治疗月经不调

32岁的崔某月经不调，经期或前或后，经期腹痛，有血块，1997年12月9日求我治疗。查其舌有瘀斑，脉涩。我就针其双侧间使、三阴交，各穴得气后留针30分钟出针，每日1次。治疗1周，月经复常。

【按】间使穴为手厥阴心包经的重要穴位，古书记载能治月经不调血结成块；三阴交为足太阴脾经的重要穴位，古有“妇科三阴交”之说，顾名思义它对妇科疾病有特殊疗效。它能活血调经，配合间使穴对妇女月经不调、瘀血腹痛有很好的治疗作用。

17. 针刺百会、涌泉穴治疗虚脱

王某和伙计在山里打石头，由于劳累过度，突然感到心慌、恶心呕吐，工夫不大就大汗淋漓，昏倒在地。恰巧我出诊路过，伙计慌忙喊我救治。患者浑身大汗淋漓，衣服湿透，脉细数，说明患者已经虚脱。我急忙掏出随身携带的银针，在他的百会穴扎了一针，得气后用补法捻转针柄 3 分钟，还未起针，患者就有了意识。接着又在他的双侧涌泉穴各扎了一针，得气后留针 15 分钟出针，患者冷汗停止，神态复常。

【按】患者冷汗淋漓、神志昏迷，处于休克状态，也就是中医学常说的“亡阳”。百会穴位于督脉颠顶，为“三阳五会”，既能开窍醒神，又能升举阳气、回阳救逆；涌泉穴位于足底部，为足少阴肾经的“井穴”，是常用急救穴，能调节人体神经体液系统的平衡。涌者，水冒出；泉者，泉水也。刺激百会、涌泉与“回阳救逆”“补充血容量”有异曲同工之妙。

18. 针刺胃俞、梁门穴治疗胃炎

胡某胃脘胀满、痞塞不通、嘈杂难受，在某医院胃镜检查为慢性浅表性胃炎伴糜烂，中西药品服用无数，效果不佳，于 2001 年 3 月 7 日求我治疗。患者面色萎黄、形体消瘦，除上述症状尚有食欲不振、稍微多食则会出现恶心呕吐、大便稀不成形伴不消化的食物残渣等症状，舌淡苔白、脉细弱。脾胃虚弱、消化不良、气机不利之象昭然，我就针刺其双侧胃俞穴、梁门穴，得气后留针 30 分钟，每日 1 次。治疗 7 次，患者食欲增强，恶心呕吐消除，胃脘较前舒适，继续治疗 7 次，诸症悉除，体力逐渐复原。

【按】胃俞穴虽为足太阳膀胱经的穴位，却是胃的背俞穴，是足阳明胃经输注于背部的反应点，善治胃脘痛、呕吐、腹胀、肠鸣等脾胃疾患；梁门穴能健脾胃、消积滞，善治胃痛、腹胀、嘈杂、呕吐、泄泻。

二者前后相配，对胃脘痞满、嘈杂难受有较好的疗效。

第二节　腰体三针

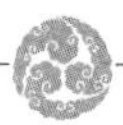

腰体三针，一般教科书都没有记载，或者有记载也一带而过。体三针是河北中医学院李彭涛老师传授的一种针灸疗法，上肢取极泉、曲池、合谷；下肢取承扶、委中、三阴交，得气后用强刺激手法反复提插捻转以加强刺激量，对脑血管病后遗症有较好疗效，但年老体弱、血压过高及新发患者不宜应用。

腰三针是我从一本杂志（具体哪一本杂志已经忘记了）中学到的一种针灸治疗方法，即取肾俞、大肠俞、委中穴得气后以中等刺激量平补平泻的手法反复捻转针柄 10 分钟，休息 5 分钟后继续进行第二次操作，共操作 3 次。肾俞穴虽是足太阳膀胱经的经穴，却是足少阴肾经在背部的经气汇聚之处，肾脏的寒湿水气由此外输膀胱经。经云：“腰者，肾之府也。”腰部疾病尤其是腰疼多从肾论治；大肠俞为手阳明大肠经经气汇聚之处，大肠为“传导之官”，能调节水液代谢，通利腰腿，增强肾俞穴的治疗腰疼之功；委中穴为足太阳膀胱经之“合穴’，又叫“血郄”，有疏利膀胱经气、消除经络中瘀滞之功，“ 腰背委中求”，针刺委中穴对治疗腰部肌肉、关节疼痛及坐骨神经痛都有很好的疗效。这就是有名的“腰三针”，应用得当往往可起到针到病除之效。

1. 体三针治疗脑梗死

2001 年 10 月 21 日，家住深山区的季某来找我，说他父亲患脑血栓已经 1 个多月了，在县医院住院 20 多天，回来后村医又输液扎针十来天。就是疗效不好，至今仍卧床不起。恰巧那天单位事儿不多，我就跟随他去了。患者年龄约 50 来岁，说话语音洪亮，声高气粗，左侧上下肢完全瘫痪，连翻身起坐等基本动作也要人帮助，舌质偏红，舌苔黄厚，脉弦数有力。血压 130/85mmHg。

见患者年龄不大，体质较好，血压不高，我就决定用体三针针法试试。

让患者展开左上肢，避开腋动脉取极泉穴，用 3 寸毫针迅速刺入皮下 2.5 寸，得气后用强刺激手法反复提插捻转针柄约 5 分钟，以患者能忍受为度。休息 5 分钟后再进行下一轮操作，再休息 5 分钟后再进行下一轮操作，然后起针对曲池穴、合谷穴进行同样操作。上肢操作完后我又用右肩抬起患者的左下肢，在承扶穴进行同样的操作。操作完毕后又取 1.5 寸毫针在委中穴、三阴交穴刺入 1 寸得气后进行同样的操作。6 个穴位操作完后，让患者下床活动活动试试。患者竟在家属的搀扶下走了十来步。在场的乡邻看后皆感愕然……

2. 腰三针治疗腰椎间盘突出症

1998 年 4 月 12 日，一位中年妇女用手推车拉来了一个患者，患者是一个年过四十的中年汉子马某，患腰椎间盘突出症已经有 1 年多了，中西药品服用无数，做过按摩、小针刀、蜡疗、电疗、针灸都无明显疗效。近 10 天来疼痛加重，尤以左侧大腿后面和腓肠肌疼痛为甚，不敢下床活动，完全丧失劳动能力。我仔细看了患者的 CT 结果，把脉验舌后用 1.5 寸银针在患者的肾俞（双）、大肠俞（双）、委中（双）快速进针，得气后施以提插捻转的平补平泻手法，中等刺激 10 分钟左右休息 5 分钟，先后操作 3 次，起针后患者即能下床行走，活动活动腰腿部也基本自如，在场的医生、患者都觉得惊奇。

第三节　头　针

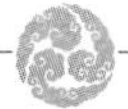

头针疗法又称头皮针疗法，是山西稷山县焦顺发医师发明的一种针灸方法，它是中国传统针灸学与现代解剖学、神经生理学、生物全息论相结合的产物，通过针刺头部的特定区域，以治疗各科疾病的一种微刺激的系统方法。本疗法具有取穴少、简便易行、疗效显著、安全可靠等优点。

头针治病的理论依据主要有二：一是根据传统的脏腑经络理论；二是根据大脑皮层的功能定位在头皮的投影，选取相应的头穴线。

头针主要适应治疗脑源性疾患，如瘫痪、麻木、失语、眩晕、耳鸣、舞蹈病等。此外，也可治疗腰腿痛、夜尿多、三叉神经痛、肩周炎、各种神经痛等常见病多发病。头针还应用于外科手术的针刺麻醉。由于本人运用头针治疗的时间尚不长，适应证还在实践中不断探索发展。

1. 头针治疗脑梗死

卫生院所在地王某患脑血栓 1 个多月，右侧肢体肢瘫痪，卧病在床，家属于 1988 年 3 月 21 日邀我出诊治疗。患者形体胖壮，说话语音洪亮，左侧肢体活动自如，舌红苔黄腻，脉象弦数有力，没有针灸禁忌证，我就决定采用头针结合体针进行综合治疗。

我先针刺了患者右侧的环跳、风市、承扶、殷门、血海、足三里、阳陵泉、丰隆、悬钟、三阴交、昆仑、肩井、肩髃、曲池、手三里、合谷、劳宫等穴位，得气后留针 30 分钟，以求刺激患侧神经，舒筋活血通络，恢复肢体功能。再在患者左侧头皮的语言 2 区、足运感区、运动区各扎了 1 针，然后以每分钟 120 ～ 200 转的频率反复捻转针柄，操作 5 分钟后休息 5 分钟。

治疗 2 次后，奇迹出现了，患者说："我想下床走动走动试试。"说完就有起身欲走的表现。家属惊愕，让其往上抬右侧胳膊，他果然举过了头顶，右侧下肢也平躺着抬高 1 尺多。随即在家属的搀扶下，在屋子里转了一圈。老王感动得热泪盈眶。从此我隔日到患者家中进行一次针灸，一个月后，王某基本病愈，能参加一般农业劳动。

有了王某的治疗经验，同年 4 月 11 日邻村 60 岁的郭某突发脑梗死邀我出诊治疗。我见她体格较好，语言虽然謇涩但能够听清；左侧肢体虽然无力，不能行走，但平卧时能够稍微活动；苔白脉弦。就决定单纯使用头针治疗看看效果，遂在患者的右侧头皮足运感区、运动区、语言 1 区各扎了一针，以每分钟 120 ～ 200 转的频率反复捻转针柄，各操作 5 分钟后休息 10 分钟。两轮治疗过后，患者说话声音明显清晰，遂即在家属搀扶下在室内走了一圈。患者和家属都很高兴，以后隔日进行一次头针治疗，10 次后患者就语言流利、行走自如，恢复一般家务劳动。

2. 头针治疗胃溃疡

李某患有胃溃疡，经常胃痛、反酸、食欲不振。1990 年 12 月 4 日胃痛复发，嘈杂难受，去找我治疗，我见其舌脉无显著变化，就说我刚刚学了头针疗法，咱先试试效果吧，他点头同意。我就在他的头皮胃区各扎了一针，然后以每分钟 120 ～ 200 转的频率反复捻转针柄 5 分钟，起针后患者就说胃痛好多了。

3. 头针治疗脑出血后遗症

刘某患脑出血，经医院抢救治疗保住了性命，但落下了后遗症：右下肢无力，麻木，说话语言謇涩，常常忘记并说不出一些物品和熟人的名字，别人有意告诉她错名她也摆手说不对，告诉她正确的名字她也点头称是，2000 年 3 月 11 日求我针灸治疗。此时距患者得病已有 4 个月时间，我就针刺患者左侧头皮足运感区、语言 2 区，进针后以每分钟 200 次的频率反复捻转针柄，操作 5 分钟后休息 10 分钟，然后进行第二轮操作。先后共针灸 15 次，患者右下肢麻木消除，行走有力，言语流利，能参加农业劳动。

第四章 五输穴与原穴

五输穴和原穴都是人体肘膝关节以下部位的穴位，临床应用极其广泛，疗效较好。若应用得当，往往一针见效。五输穴还是子午流注针法所采用的穴位，值得广大同道和针灸爱好者仔细参研。

第一节　五输穴

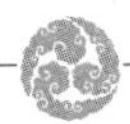

五输穴，是十二经脉各经分布于肘膝关节以下的五个重要腧穴，即井、荥、输、经、合。各经的五输穴从四肢末端起向肘膝方向依次排列，并以水流大小的不同名称命名，比喻各经脉气自四肢末端向上，像水流一样由小到大、由浅入深的特点。

五输穴临床应用十分广泛，历代医籍记载其具体应用较多。如《灵枢·顺气一日分为四时》载："病在脏者，取之井；病变于色者，取之荥；病时间时甚者，取之输；病变于音者，取之经；经满而血者，病在胃，及以饮食不节得病者，取之于合。"《难经·六十八难》曰："井主心下满，荥主身热，输主体重节痛，经主喘咳寒热，合主逆气而泄。"

近代对五输穴的应用：井穴多用于各种急症急救；荥穴多用于各种实热病证；输穴多用于肢节酸痛及五脏病；经穴多用于气喘咳嗽；合穴多用于治疗六腑疾患。

五输肢端向肘膝，序依脉气小大比，
所出为井流为荥，注输行经入为合。
少商鱼际与太渊，经渠尺泽肺相连；
商阳二三间合谷，阳溪曲池大肠牵；
厉兑内庭陷谷胃，解溪向上三里随；
隐白大都太白脾，商丘之上阴陵泉；
少冲少府属于心，神门灵道少海寻；
少泽前谷与后溪，阳谷小海小肠经；
至阴通谷接束骨，昆仑委中膀胱经；

涌泉然谷和太溪，复溜阴谷肾经宜；
中冲劳宫心包络，大陵间使传曲泽；
关冲液门中渚穴，支沟天井属三焦；
窍阴侠溪足临泣，阳辅阳陵是胆经；
大敦行间太冲看，中封曲泉属于肝。

1. 少商穴点刺出血治疗急性扁桃腺炎

1981年6月13日，卫生院来了一个年纪约20岁的小伙子，高烧，头痛，嗓子肿痛，嗓音嘶哑，不敢大声说话、咽东西，还略有咳嗽。查体，体温38.6℃，舌苔薄黄，脉浮数。我按一般风热感冒针刺曲池（双）、风池（双）、大椎以疏风解表、清热止痛；太阳（双）、印堂清头散热止痛，然后让患者回家休息。

谁知第二天一早，家属用小车拉来患者说，昨天针灸后病情非但没有好转，早上一起床发现嗓子比昨天痛得还厉害，自觉出气都受影响，呼吸困难，家属非常着急。当时我还没有上班，值班医生看了看患者说："这是急性扁桃腺炎，中医叫"乳蛾"，相当严重，非常难治，甚至会有生命危险。治疗这种病首先得用抗生素，再不输液可能会出意外。"随即开了青霉素、氢化可的松、维生素C、生理盐水等准备输液。

患者及其家属对我比较信任，非要等我看看再做决断。我上班后又对患者做了一次详细检查，心平气和地对家属说："患者是风热感冒引起的急性扁桃腺炎，我昨天是按一般风热感冒治疗的，没特别注意嗓子的情况，这是我的疏忽，我现在马上按急性扁桃腺炎进行处理。"随即取出三棱针，消好毒后在患者的两个少商穴各点刺了一下，挤出几滴暗红色血液用消毒干棉球擦拭干净，不到半个钟头，患者就感到呼吸顺畅了。接着又按昨天的穴位加商阳穴进行了一次针灸，半个小时后，患者感到身体舒适，呼吸顺畅，嗓子的疼痛也有所好转。

第三天、第四天我又按这个治疗方案进行了两次针灸，患者恢复正常。

【按】咽喉为手太阴肺经的门户，咽喉肿痛多为肺热毒壅所致。少商穴为肺经的井穴，井穴有疏通气血、开窍醒神、泄热清神作用。肺经的井穴能清肺泄热，点刺放血效果更好，治疗急性扁桃腺炎，临床常与手阳明大肠经的商阳配合应用。曲池为手阳明大肠经的合穴，与手太阴肺经相表里，能清热解表，善治咽喉肿痛；再加风池、大椎、太阳、印堂疏风解表、清热止痛，从而取效甚捷。

2. 灸至阴穴治疗胎位不正

1992年4用21日，一位孕妇来找我，说她刚从妇产科检查出胎位不正，问是否有正胎的方子？我说："你每日艾灸至阴穴15分钟，然后跪在床上，头顶住床30分钟，一般有两个礼拜胎位就能纠正了。"说完让孕妇脱下鞋袜，用圆珠笔在足趾上画了至阴穴的位置。过了半月，那位孕妇又来了，告诉我刚去妇产科查了查，胎位正了。

同诊室的一名女医生听完后问我是什么道理，我解释说："至阴穴是足太阳膀胱经的井穴，井穴都通于肾，与冲、任二脉关系密切，'冲为血海、任主胞胎'，所以该穴能主治胎位不正、滞产等症。艾灸至阴穴对纠正胎位不正有很好疗效，临床上一般一到两周就可以见效，且操作简单，痛苦小，基本无副作用。"

3. 割治鱼际穴治疗小儿"疳积"

2001年12月21日，一位消化不良伴重度营养不良的4岁患儿赵某在家长的陪同下来找我治疗。孩子肚腹胀大，发结如穗，面色萎黄，四肢奇瘦，大便不成形、带有不消化的食物残渣，消化不良的程度已经到了极限。我就用针刺足三里（双侧，健脾益气、促进食欲）、中脘（调理肠胃、促进消化吸收），三棱针点刺四缝穴（双侧，调理脾胃，善治消化不良、促进食欲）避开血管，放出少许组织液。按这个方案治疗了3次也不见效果，家长很是发愁。

我不得不再次考虑自己的治疗方案是否得当。孩子肚腹胀大、发结如穗、四肢奇瘦，这是不是古书上所说的“疳积”？老百姓常说的“痞”？用民间的“割痞”方法是否有效？

征得家长同意，我在他的大鱼际用手术刀割一个麦粒大小的口子，用止血钳在皮下夹出少许皮下组织，然后以消毒敷料盖好缠紧。过了两个月，家长带孩子来感谢我，孩子白白胖胖，活泼好动，精神与以前判若两人。

【按】鱼际穴为手太阴肺经的“荥”穴，肺与大肠相表里，不少医生都有大肠病治肺，肺病治疗大肠的成功案例。儿科疾病，以“热”“积”者为多，鱼际穴能化肺经水湿，散发脾土之热，通过经络和穴位的神经体液途径调节消化系统的功能，改善机体的营养状况。教科书上也有治疗小儿疳积的说法，民间也有按摩大鱼际治疗腹痛腹胀的方法，疗效确实不错。

4. 厉兑穴点刺出血治疗口臭

胡某口臭有半年，不仅自感口臭，与人交谈时口气也有异味，搞得他很狼狈。为此他多次求医问药，中西药品吃了不少，口臭依然如故，1999 年 3 月 17 日经朋友介绍来找我治疗。患者自述除自感口臭外胃部也常有烧灼感，嘈杂难受，牙龈肿痛，舌质正常、舌苔薄黄、脉洪大。从患者的症状和征象看，他的口臭是因胃内积热、宿食停滞引起的。遂即以清胃散为主方，加了几味消导药，患者吃了 5 剂药，口臭如故，再次找我想办法。我想厉兑穴为足阳明胃经的“井穴”，“井穴”有泄热作用。就在他的厉兑穴（双）点刺放血，用消毒棉签擦干，然后再挤两次，擦两次。治疗两次后，患者自述口臭感减轻了，继续治疗 5 次，半年多的口臭，霍然痊愈。

5. 厉兑加少泽治疗心烦不宁

季某与乡邻发生口角后，心烦不宁，影响睡眠，一连 5 天不得缓解，2000 年 12 月 15 日找我治疗。我观其舌无异常，脉左寸洪大，就针刺内关（双）、神门（双）以求宁心安神。针刺后患者说心情比以前舒畅，但针刺了两次后，患者仍说心情烦躁，晚上睡眠不好。我想厉兑穴是手厥阴心包络经的“井穴”，有清心泄热的功效，即再配上少泽穴（双）点刺放血以清心泄热。治疗 1 次，患者就说心情舒畅了，晚上睡眠也好多了，再针 2 次，患者神清寐安。

6. 针刺鱼际穴为主治疗肺热咳嗽

52 岁的女患者宇文某咳嗽、咯黄稠痰、咽喉干痛、略微发热，1991 年 9 月 17 日求我治疗。听诊双肺呼吸音粗糙，咽部充血，体温 38.2℃，舌红苔薄黄，脉数。此肺热咳嗽，针曲池（双）以求疏风清热；列缺（双，八脉交会穴，通于任脉，善治肺系疾病）、肺俞（双，肺经俞穴，善治咳喘）宣肺止咳。治疗 3 次，患者咳嗽虽然减轻但效果不明显，咽痛不减，还显发烧。后来我想“荥主身热”，即取手太阴肺经的荥穴鱼际（双）清宣肺热；再配合曲池（双）、列缺（双）、肺俞（双），治疗 2 次，诸症皆有好转，再针 4 次，诸症悉平。

【按】患者咳嗽痰黄稠、咽喉疼痛、发热，属肺热咳嗽。针曲池、列缺、肺俞虽然也算对症，但清泄肺热之力稍逊，故疗效甚微。后来加上手太阴肺经“荥穴”鱼际穴清肺泄热，取得了理想效果。

7. 针刺少府穴治疗热淋

侯某小便发黄，排尿时灼热，有时疼痛，1994 年 3 月 13 日找我治疗。患者心烦、口苦，化验尿中带有红白细胞，舌尖红，舌苔薄白而干，脉滑数。诊断：泌尿系感染。中医辨证：热淋（心热下移小肠）。静脉点滴林可霉素、诺氟沙星、维生素 C 3 天，效果不理想。我即以导赤散、八正散为基础，开了一张清热利湿、清心利尿通淋的处方，欲中西药结合治疗。患者拿着处方，迟迟不去取药，说他实在喝不了中药，求我想其他方法治疗。我就在他的双侧少府穴各扎了一针，然后再输上以前所用的抗生素，治疗 2 天，病显转机，继续治疗 3 天，诸症豁然。

【按】少府穴为手少阴心经的“荥穴”，能利尿通淋，治疗心火下移小肠所致的淋证效果可靠。

8. 针刺后溪穴为主治疗小指尖疼痛

杨某不明原因右手小指尖疼痛，1995 年 7 月 7 日找我针灸治疗。我观其疼痛部位不青不红不肿，舌脉也无显著改变，就局部取少泽、前谷针灸治疗 3 天，以求活血止痛。第 4 天，患者说没什么效果，要求多扎几针看看效果是不是好些。我就再加上右侧曲池穴、双侧风池穴以求舒筋活络、除风止痛，同时让患者每晚用桑枝煎汤熏洗患处。继续治疗 3 天，效果还是不理想。我想“荥输治外经”，输穴能治疗经脉循行部位的疼痛，而小指外侧正是手太阳小肠经的循行之处，就针患者右侧手太阳小肠经的输穴后溪穴，再加上原先针灸过的少泽、前谷，没再针曲池、风池。接连针灸 2 次，疼痛减轻，继续针灸 3 次，小指尖疼痛消除。

9. 针刺束骨穴为主治疗腰椎间盘突出症

赵某患有腰椎间盘突出症，1998 年秋天因劳累过度，右下肢疼痛加重，走路跛行且超不过 100 米，遂于 10 月 12 日求我治疗。查疼痛部位主要为臀大肌和腓肠肌，疼痛性质为酸痛，按之疼甚。就针其右侧环跳、承扶、殷门、委中、承筋、承山、飞扬以求舒筋活络止痛，治疗 7 天，患者疼痛虽有所减轻，但仍不敢久行，超不过 200 米就不敢动了。因患者疼痛部位大部分在足太阳膀胱经，我就再加足太阳膀胱经的输穴束骨继续针灸治疗 3 天，患者行走如常。

10. 针刺合谷穴为主治疗小儿消化不良性腹泻

2 岁患儿孙某腹泻 10 天，经服思密达、小儿安、妈咪爱疗效不显著，1995 年 7 月 11 日找我治疗。我见其面黄肌瘦、发结如穗、泻下物含有不消化的食物残渣，指纹紫滞，认为患儿系脾胃虚弱、暴饮暴食、消化不良引起的伤食泄泻。我就针足三里（双）以健脾和胃、增强脾胃的消化吸收功能；中脘、上脘调理胃脘，增强胃动力，促进消化；天枢（双）调理大肠功能，祛湿止泻。先后治疗1周，患儿腹泻如故。后来我想，“合治内腑”，《灵枢·顺气一日分为四时》说：“经满而血者，病在胃，以及饮食不节得病者，取之合。”于是加刺患儿的双侧曲池穴，治疗3次，腹泻减轻，继续针灸2次，腹泻停止。

【**按**】曲池穴为手阳明大肠经的合穴，足三里为足阳明胃经的合穴，配合应用对因消化不良引起的腹泻疗效甚好。

11. 针刺阴陵泉穴为主治疗食积腹痛

6岁的陈某因贪食了几穗嫩玉米而引起胃痛、胃脘嘈杂难受、腹胀、嗳腐吞酸，于1996年10月2日找我治疗。我见其腹痛拒按、苔白脉滑，就按食积腹痛针刺中脘、上脘、下脘以调理胃脘功能，和中止痛；双侧内关、公孙和中止痛；双侧支沟泻下通腑，调理气机。治疗2次效果不显著，就想消化功能与脾胃关系极大，阴陵泉是足太阴脾经的合穴，合治六腑。于是就针上脘、中脘、下脘、内关（双）、公孙（双）、阴陵泉（双），针灸2次，胃痛嘈杂减轻，继续针灸3次，诸症悉平。

12. 针刺太冲、膻中穴治疗呃逆

1998年3用12日，32岁的顾某因呃逆10余天来找我治疗。患者晨起活动时遭遇冷空气刺激发生呃逆，自觉无大碍，未在意，可一连4天呃逆不解，才去村卫生室拿了点药片（具体药物不详），吃了2天，呃逆不减，又找某医生开了3剂中药，具体什么药物也搞不清，患者说只知道有红色石头粉末（大概是代赭石），吃完了还是呃逆不止。查其舌苔、舌质正常，脉弦缓。此膈肌痉挛，乃冷空气刺激后，气机不利，上逆动膈所致。即针刺膻中穴，进针后沿胸骨柄向下斜刺8分，得气后留针30分钟；然后在患者的双侧太冲穴刺入约5分，得气后以强刺激

手法反复捻转针柄10分钟，休息10分钟后再进行下一轮操作。起针后患者呃逆逐渐平息。

【按】西医学认为呃逆是由横膈膜痉挛引起的，属膈肌功能障碍性疾病，吸气时声门突然闭合产生一种呃声，这种膈肌异常的收缩运动是由于迷走神经和膈神经受到刺激所引起。中医认为呃逆是气机不利，逆而上冲咽喉的结果，调理气机就应该是它们的治疗大法。针灸学认为，膻中穴为气之会。不论气虚、气逆、气滞，针刺膻中穴都能起到很好的调理作用，所以呃逆应取膻中穴。足厥阴肝经在循行过程中联络胆腑，向上通过横膈，分布于胁肋部，沿喉咙之后，向上进入鼻咽部，连接目系（眼球连系于脑的部位），向上经前额到达颠顶与督脉交会；又一分支从肝分出，穿过膈肌，向上注入肺，交于手太阴肺经。也就是说足厥阴肝经在循行过程中有两次联络膈肌，呃逆是膈肌痉挛病理反应，所以针灸治疗呃逆应选肝经穴位，而太冲是足厥阴肝经的‘合穴’，《灵枢·邪气脏腑病形》说：“荥输治外经，合治内腑。”故取膻中、太冲治疗呃逆，因取穴正确，手法得当，故应手而效。

13. 针刺足三里穴治疗嗳气

年近六旬的刘某腹部胀满，嗳气连连近1个月，1988年7月15日找我治疗。患者自述服用过吗丁啉、胃复安、盖胃平、西沙比利，都是刚服用时有效，过一段时间就没效了。切其脉，脉沉细无力；观其舌，舌苔白腻而厚；叩其腹部呈浊音，按之满闷不适；问其食欲，患者回答倒还可以，就是胃脘胀闷不敢多食。想此证可能是脾胃虚弱、运化无力、中焦气机紊乱之故。原想开几剂健脾助运、调理气机的中药，患者一听要喝中药，连忙摆手说喝不了。我想嗳气的病变部位在胃，足三里为足阳明胃经的“合穴”，“合治内府”，它本身又有健脾和胃理气之功，所以就取患者的双侧足三里，得气后采用平补平泻的手法捻转针柄5分钟，休息5分钟后再用同样手法操作5分钟，共操作3次后出针，起针后患者即说胃部感到比以前舒服。我让其隔日针灸1次，共治疗4

次，患者腹部舒适，嗳气停止。

第二节　原　穴

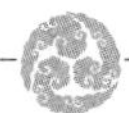

脏腑原气输注、经过和留止于十二经脉四肢部的腧穴，称为原穴，又称“十二原”。原含本原、原气之意，是人体生命活动的原动力，为十二经脉维持正常生理功能之根本，十二原穴多分布于腕踝关节附近，脏腑的病变，可以通过经络反映到体表的十二原穴。阴经之原穴与五输穴中的输穴同穴同名、同部位，实为一穴，即所谓“阴经以输为原”，“阴经之输并于原”。我在临床应用原穴治病时常采用艾灸疗法，借助艾灸的热力激发脏腑经络的动力。

十二经脉各有原，脏腑原气过止处，
阴经原穴以输代，阳经原穴在输外。
肺原太渊大合谷，脾经太白胃冲阳，
心原神门小腕骨，肾原太溪膀京骨，
心包大陵焦阳池，肝原太冲胆丘墟。

1. 艾灸太渊穴治疗肺结核咳嗽

李某患有肺结核 6 年，进行过 1 年的抗结核治疗，因家庭经济情况所限，咳嗽减轻后便停止服药。今年秋季咳嗽加重，用抗结核药、止咳化痰平喘药效果不佳，去医院做了系统检查，发现结核灶已经钙化，痰液内也未查出结核杆菌，1991 年 11 月 3 日求我治疗。

患者系年过四旬的中年女性，咳嗽、气短、咯痰稀薄。自述体倦乏力、动则汗出淋漓，咳嗽气短更甚，此次发病后痰中未见过血丝，舌淡苔薄白，脉缓而无力。四诊合参，分析系患者肺气不足、难司宣肃之职所致。考虑到患者的经济状况，我告诉她太渊穴的具体位置，让她每日用艾条熏灸每个穴位 15 ～ 30 分钟，以皮肤的烧灼感能忍耐为度。她遵嘱而行，半月后她来告诉我，经过这几天的艾灸治疗，她的咳嗽、气短、吐痰都没事儿了。

【按】太渊穴是手太阴肺经的原穴，能激发肺经元气，具有扶正祛邪、止咳化痰平喘的作用，再辅以艾灸的温煦之力，治疗肺气不足引起的咳嗽气短、咯痰稀薄效果显著。

2. 艾灸冲阳穴治疗胃痛泄泻

32 岁的孙某患有胃病，稍一着凉即胃痛，有时还有腹泻，因此三伏天胃脘部也捂着棉肚兜，不敢贪凉饮冷，1992 年 8 月 15 日胃痛复发来找我治疗。患者胃痛绵绵、喜温喜暖喜揉按、胃脘部按之发凉，面色皖白，舌淡苔薄白，脉沉细无力而缓。这显然是一个脾胃虚寒的患者，我就开了附子理中丸、胃得宁让其口服，同时针刺内关（双）、足三里（双）以求健脾暖胃、散寒止痛。患者服完 3 天药后，再次来诊，说：我原以为您既让我服西药，又让我服中成药，还扎了针灸，效果肯定错不了，可现在胃痛好是好点，但还是疼痛，您再想个别的法子吧。

我考虑再三，患者脾胃虚寒没错，用附子理中丸加治胃痛的药也没错，想冲阳穴是足阳明胃经的原穴，能激发胃经原气，健脾养胃、补益气血、散寒止痛，再加上艾灸的温煦之力，散寒止痛的效果肯定不错。于是就用艾条灸其双侧冲阳穴，连续灸了 3 天，他就说胃不痛了。

3. 艾灸太白穴治疗月经过多

42 岁的女性患者王某 1 年来月经过多，每次月经都持续 10 来天，1992 年 8 月 21 日求我治疗。问知患者 1 年来每次月经都淋沥不断十来天，血色淡红，无血块腹痛。素常食欲不振，气短乏力，有时头晕心慌，睡眠也不好。小腹部按之不疼，舌淡苔薄白，脉沉细无力。四诊合参，考虑患者乃脾不统血之故。就用艾条灸其太白穴，每天1次，每次1棒，以皮肤感到灼热又烫不伤皮肤为度。患者来了3天，感到不太方便，我就让患者自己在家用艾条熏灸。患者来诊那天正是月经刚来第二天，患者在家灸了4天，月经就基本干净了。嘱咐其下一个月经周期来之前再灸太白穴5～7天。患者又灸了2个月经周期，每次月经5～7天，血色也正常了，食欲也大有好转，睡眠正常，头晕心慌消失。

【按】太白穴是足太阴脾经的原穴，灸之可激发脾经原气，起到健脾摄血之效。

4. 艾灸合谷穴治疗久泻不愈

55岁的刘某患有腹泻五六年了，每逢腹部着凉、食过生冷食物都要发生泄泻，有时情绪不好也要泄泻，一天腹泻2～3次不等，多方求治，一直未能治愈，1998年7月12日经人介绍找我治疗。望见患者面色萎黄；闻听说话语声低怯；问知患者口淡无味、食欲不振，神疲乏力，自汗，腹泻物含有不消化的食物残渣，腹部不疼；按之腹部柔软不疼，舌淡苔白，脉弱。四诊合参，患者当属脾胃虚弱、传导失司。治当健脾益气、和胃涩肠。当下就以真人养脏汤为基础开了一张处方。患者接过方子，端详了许久，迟疑地说："这样的方子我吃过不少，没什么效果。"我说："那就给你针灸针灸吧？"他回答说："也扎过针灸，效果也不怎么样。""那我就只给你灸1个穴位，每天1次，每次用1个艾灸条，连续7天，你看看效果怎么样？"他欣然同意。我就用一根艾灸条点燃，在他的双侧合谷穴熏烤，以皮肤感到灼热但不烫伤皮肤为度，每个穴位熏灸一半。结束后我让他买了一盒艾灸条回家照此每天熏灸一次。大约过了半个月，患者专程来卫生院向我道谢，说现在基本上一天解一次大便，也成型了，说话干活儿也有劲儿了。

【按】合谷穴是手阳明大肠经的原穴，能激发脾胃生发之气，调理肠胃以止泻，艾灸合谷穴有很好的涩肠止泻之效。

5. 艾灸神门穴治疗心悸失眠

42岁的张某心悸失眠三四年，时好时坏。白天只要不怎么干重活儿，不长久活动也感觉不到不舒服。劳累后一到晚上躺在床上就心慌气短，辗转难以入睡。以前每次犯病，我都是让她吃一段时间的归脾丸或补气养血安神的中药后好转，这次发病后患者来和我商量：每次发病后您都给我喝汤药或吃药丸，效果也不错，就是除不了根儿，您能不能想个不花钱或少花钱的法子，让我多维持一段时间？我观其舌淡苔薄白有齿痕，脉象虚大无力，考虑患者心气不足、心神失养。就拿一根艾灸棒点燃，在她的双侧神门穴各灸一半，以皮肤灼热但不烫伤皮肤为度。操作完毕后让患者去药房买了一盒艾灸条，回去照本宣科，每日一次，共灸了一个多月，心悸失眠的老毛病基本就没再犯过。

【按】 患者劳累后心悸失眠，舌淡苔薄白有齿痕，脉虚大无力，显然是心气不足、心神失养。神门穴是手少阴心经的原穴，能激发心经原气，有较好的益心气、养心血、安心神的作用。

第五章 八脉交会穴与八会穴

八脉交会穴与八会穴都是临床常用的取穴方法，取穴少，操作简单方便，疗效迅速可靠，应用得当，往往会起到针到病除的效果。

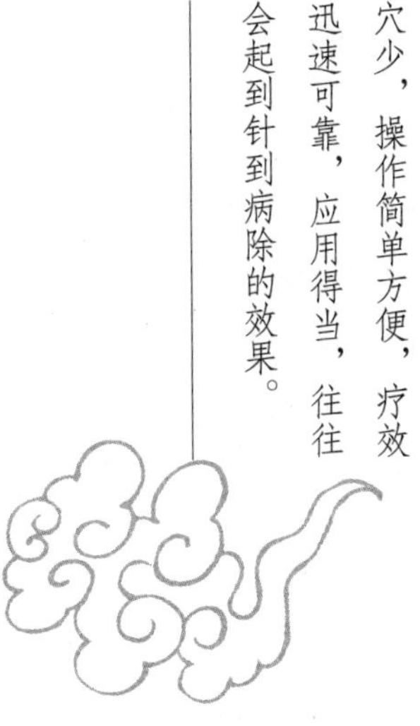

第一节　八脉交会穴

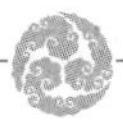

“八脉交会穴”是指奇经与正经的经气通过八穴相会通，此八穴既能治奇经病，又能治正经病。如公孙通冲脉，故公孙既能治足太阴脾经的病，又能治冲脉的病。在临床上常采取上下相应的配穴法。如下肢公孙配上肢内关治疗胃、心、胸部病证；上肢列缺配下肢照海穴治咽喉、胸膈、肺等疾病。《标幽赋》说的“阳跷、阳维并督、带，主肩背腰腿在表之病；阴跷、阴维、任、冲脉，去心腹胁肋在里之疑”，即指此八穴的治疗作用而言。八脉交会穴取穴操作方便，疗效显著。为方便记忆，很多教科书都有如下歌诀：

公孙冲脉胃心胸，内关阴维下总同。
临泣胆经连带脉，阳维目锐外关逢。
后溪督脉内眦颈，申脉阳跷络亦通。
列缺任脉行肺系，阴跷照海膈喉咙。

1. 针刺公孙穴为主治疗乳腺增生

2004年8月4日下午，在县城工作的40岁左右的女同志左某找到我的办公室，讲述起了心中的苦闷：3年前，她因月经期间双侧乳房胀痛，按之有条索状肿块到市妇产科医院诊断为乳腺增生。她听好多人说这种病不及时治愈容易转化为乳腺癌，就放下工作开始了漫漫的求医之路，市妇产科医院、河北女子医院、省中医院、市中医院、县医院、县中医院，凡是有点名气的医生都找了，中药、西药吃了3年，病情非但没有好转，现在不是月经期也感觉隐隐作痛，她怀疑自己是不是得了乳腺癌，有的医生向她推荐一种叫“昔酚”的抗癌药，说效果不错，但乳腺增生好转的同时月经也就彻底退潮了。她没敢用，问我可否有治疗方法。

我详细为患者把脉验舌，脉象弦涩，舌质暗淡、舌苔白；触摸其左侧乳房有鸡蛋大小的肿块 1 个，右侧乳房有杏核大小的肿块 3 个，质地坚韧，与周围组织无粘连，按之疼痛；望之乳房皮色不变，乳头无凹陷；问知月经经期前后不定，经期腹痛，有血块。至此，我心中对此证已有了明确诊断，提笔开了一张疏肝解郁、活血调经、消癥散结的方剂交于她，她看了看方剂眉头一皱：“杨医生，不是我不相信你，这一类的药物我不知吃了多少剂了，都没有什么效果，您再想一想别的法子吧。”

我说：“既然中药效果不好，我就给你扎扎针试试吧。”

“不管什么方法，只要能治好我的病就行。”

我就先针刺她的公孙（双侧，八脉交会穴之一，通于冲脉，能治肝胃疾病。该病病位在乳房，乳头属肝，乳房属胃，正与公孙穴的治疗范围相符）、膻中（气之会，能开胸理气，气行血行，气滞血滞。同时膻中位于两乳之中，乳腺疾病就近取穴非其莫属），然后又针刺了太冲（双侧，疏肝解郁）、三阴交（双侧，活血调经）、血海（双侧，活血化瘀）。行针 3 次，患者自觉乳房胀痛减轻，她非常高兴，连续针灸治疗不到两个月基本痊愈。

2. 针刺申脉穴治疗肩周炎

我早年在石家庄地区人民医院进修期间，恩师郑永进先生曾循阳跷脉针灸治疗肩关节周围炎，疗效卓著，并在《新中医》杂志发表了《针刺阳跷脉治疗肩关节周围炎的临床探讨》学术论文。回来后我按图索骥，取申脉穴治疗肩周炎，每每获效。

1988 年 11 月 16 日，邻乡一位患者顾某来找我，说他患肩周炎已近4年了，中西药品吃了不少，效果不显著，现在右胳膊活动受限，已经抬不起来了，右手提5公斤东西都吃力，听说我用针灸治疗了不少肩周炎患者，他也想找我针灸试试，但他相当惧怕针刺，想让我先扎一针两针试试疗效。

一听此言我很生气，哪有患者给医生规定穴位的道理？本欲将患者推走了事，但转念一想，看这个患者的态度十分诚恳，不像奸诈之人，他可能确实怕针，病痛折磨的他又不得不求助于针灸，无奈才说了那么多苛刻的话，也是情有可原，自己贸然把他推走岂不是有点过分？

“你提的条件有点苛刻，确实给我出了一道难题。我在石家庄地区人民医院进修时跟老师学过针刺阳跷脉治疗肩关节周围炎，我今天就给你试试。”说完就在他右足的申脉穴扎进一根银针，得气后用平补平泻的手法反复捻转针柄，同时嘱患者旋转患侧上肢，每次15分钟，休息5分钟后再进行下一轮操作，两次捻转针柄后就起针让患者回家了。第二天一上班，患者早在诊室门口等我了，说昨天针灸后还不到天黑肩关节活动疼痛就轻了，今天再来扎一针。我就按昨天的针灸方法治疗了一次，一连7天，患者天天来扎针，肩周炎基本痊愈了。

【按】申脉穴是足太阳膀胱经和阳跷脉的交会穴，针刺申脉穴能治疗阳跷脉循行部位的疾病。而阳跷脉起自足跟外侧，经外踝上行胫骨后缘，沿股部外侧和胁后上肩。同时“申”同“伸”，申脉穴主治筋脉拘急，使血脉通畅，筋脉得伸。在中医《针灸学》教科书中，虽未言明申脉穴可治疗肩关节周围炎，但从阳跷脉的循行路线和申脉穴穴名的含义可知，申脉穴有使肩部血脉畅通、筋脉得伸的作用。

3. 针刺公孙穴为主治疗面瘫

深山区63岁的患者季某，1个月前得了“眼面神经麻痹”，口角向右侧歪斜，说话跑风，喝水漏水，睡觉时左眼也闭合不了。中西药品吃了不少，割治、针灸、抹蛇鱼血、穴位贴敷药物，都不见效，1978年

11月2日找到我，要求针灸治疗。我见其舌淡苔薄白、脉弦细，认为系血虚受风，经髓不通之故，即针刺合谷（双侧，面口合谷收，活血通络祛风）、血海（双侧，补血活血）、人中（开窍醒神，促进神经恢复）、左侧风池、太阳、睛明、四白、地仓、颊车（局部取穴，祛风活血通络）。连续针灸3次，毫无寸功。患者第4次来诊，我面对患者，一筹莫展，搜肠刮肚寻思治疗方法。

突然想起郑永进老师针刺阳跷脉治疗肩周炎的经验。既然阳跷脉能够治疗其循行部位肩周的病变，那么循行于面口部位的奇经是否也可以治疗面口部位的病症呢？想公孙穴为足太阴脾经之“络”穴，从此通向足阳明胃经，阳明主面；同时该穴为八脉交会穴之一，通于冲脉，《灵枢·五音五味》篇说：“冲脉任脉，皆起于胞中，上循脊里，为络脉之海，其浮而外者，循腹上行，会于咽喉，别面络唇口。”这就是说，冲脉起于小腹内，下出于会阴部，向上行于脊柱之内，其外行者沿腹部两侧，上达咽喉，环绕口唇。也就是说足太阴脾经“连舌本，散舌下”，足阳明胃经“主面”，冲脉“环绕口唇”，这三条经脉都与颜面神经有直接关系，以之治疗颜面神经的疾患，是不是可行呢？

我就把前两次针灸过的穴位都扎上，得气后留针30分钟，试着用一寸毫针在他的健侧公孙穴扎了一针，得气后让患者做张口闭口、睁眼闭眼动作，自己则用平补平泻的手法反复捻转针柄一直操作半个钟头。第二天患者高兴地告诉我：口眼㖞斜虽没有显著好转，但感觉比以前舒服多了，主动要求再给他按昨天的治疗方法扎一次。

第三天患者来了，高兴地告诉我说他的口眼㖞斜有了一些好转，我目测患者的面容也似乎较前端正，对治疗充满信心，先后针刺7次，诸症悉平。

后来，我用此方法治愈了许多面瘫的患者，总结出《针刺公孙穴治疗颜面神经麻痹》的学术论文，发表在由人民卫生出版社和美国阿勒顿出版公司联合主办的《国际针灸临床杂志（英文）》上。

4. 针刺照海穴为主治疗慢性咽炎

36 岁的赵某咽部不适，自觉咽喉壁有痰附着，吐之不出，咽之不下，非常难受，有时搞得心绪烦乱。为此没少看医生，去过几家大小医院，中西药品服用无数，就是不见好转。1993 年 6 月 15 日到卫生院找我，要求针灸治疗。患者咽部有许多米粒至高粱大小的暗红色斑点，面色正常，饮食、二便无特异发现，晨起咳嗽，刷牙时干呕，舌质淡、苔白滑，脉弦滑。此痰气交阻于咽喉之故。即针天突（利咽）、肺俞（双侧，咽喉属肺系，此穴调理肺经、宣肺化痰）、丰隆（双侧，化痰）、阳陵泉（双侧，疏肝解郁、调理气机），得气后留针 30 分钟。先后针灸 4 次，症状不见好转。

我想照海乃阴跷脉与足少阴之会，阴跷脉起于跟中足少阴然谷穴之后，同足少阴循内踝下照海穴，上内踝上二寸，以交信为郄，直上循阴股，入阴，上循胸，入缺盆，上出人迎之前，至喉咙……照海穴合于肺系、喉咙、胸膈，各类教科书虽未明言它能治疗慢性咽炎，但阴跷脉既循行于喉咙部位，就应该对咽喉部位的病症有治疗作用。于是她第四次来针灸时我就在前三次针灸穴位的基础上加刺照海穴，治疗 3 次，咽喉不适减轻，继续针灸 10 次，咽喉舒适。

5. 针刺照海穴治疗扁桃腺炎

26 岁的田某咽喉肿痛、声音嘶哑，本村医生给予六神丸、黄氏响声丸、头孢氨苄胶囊、泼尼松等服药 4 天未能治愈，1987 年 4 月 12 日求我治疗。查扁桃体 2 度肿大，咽部红肿，声音嘶哑，体温 38℃，舌红苔薄黄而干，脉数。此毒热壅肺、津液耗伤、咽喉不利之扁桃腺炎。我愿意开几剂清热解毒、滋阴润肺、利咽开音的中药。患者一听开中药，坚决不让。无奈我只好说给你扎扎针看看怎么样，他说您少扎两针试试吧。我就在他的双侧照海穴各扎了一针，得气后留针 30 分钟。第二天患者又来了，说昨天那两针效果不错，疼痛减轻，说话也舒适了，主动要求继续针灸治疗。我就还按昨天的针刺方法针刺照海穴，共治疗3次，咽痛喑哑痊愈。

【按】照海穴为八脉交会穴，通于阳跷脉，善治咽喉、胸膈部位的疾病。

6. 针刺内关、公孙穴治疗胸痛

庞某左胸疼痛7天，X线片、心电图、CT扫描均未发现异常，吃了3天的消炎止痛药效果平平，每顿都维持不了4个小时，2012年5月9日求我诊治。心肺听诊、胸部叩诊无异常发现，患者自述不敢咳嗽，一咳嗽就胸痛难忍。查其舌淡苔薄白，脉弦。我想各项检查都未发现异常，患者应该没有器质性病变，可能是肋间神经痛一类的疾病。想冲脉、阴维脉合于胃、心、胸部，调理它们的交会穴肯定对缓解胸痛大有裨益，当下就针刺内关（双）、公孙（双），采用平补平泻的手法得气后留针30分钟，起针后患者就说胸痛减轻，接连针刺了4次，胸痛痊愈。

【按】“公孙冲脉胃心胸，内关阴维下总同”。二者都能治疗胸部疾患，配合应用，相得益彰。

7. 针刺内关、公孙穴治疗胃痛

本村杨某胃脘疼痛，反酸，嘈杂难受，1994年12月6日找我治疗。我见其舌淡苔白腻，右关脉无力，认为系脾胃虚弱、消化不良、气机不利所致。即针内关（双）、公孙（双），得气后留针30分钟。先后针灸3次，诸症悉除。

【按】内关、公孙都是八脉交会穴，内关通于阴维脉；公孙通于冲脉，它们都合于胃、心、胸部，治疗胸痛、胃痛时常常配合应用，效果肯定。但临床实际应用时，胸痛一般多侧重于使用内关，治疗胃痛多习惯使用公孙。

第二节　八会穴

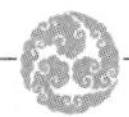

八会穴是脏、腑、气、血、筋、脉、骨、髓的精气分别所会聚之处的八个腧穴。《黄帝内经》并无记载，首见于《难经·四十五难》，原文说：“《经》言八会者，何也？然：腑会太仓，脏会季胁，筋会阳陵泉，髓会绝骨，血会膈俞，骨会大杼，脉会太渊，气会三焦，一筋直两乳内也。”自此，这一组特定穴位开始受到医家们的重视。后世扩展治疗许多疾病，成为临床常用的选穴方法。

八会穴的具体内容是：

脏会章门，腑会中脘，
气会膻中，血会膈俞，
筋会阳陵泉，脉会太渊，
骨会大杼，髓会绝骨。

1. 针刺阳陵泉穴治疗腓肠肌痉挛

1986年8月8日，某村的村干部用手推车拉来了一位年过七旬的老人习某。习某是参加过抗日战争的二等伤残军人，无儿无女，脾气相当暴躁。前几天涉雨受风后左腿肚抽筋，村保健站的医生按缺钙治疗，给予静脉注射葡萄糖酸钙两天不见好转，村干部无奈把他拉到卫生院求治。老人在战争年代失去了一只眼球，现在老了，有点居功自傲，对为他服务的人要求极高，稍不如意，非打即骂，县乡干部们见了他都绕着走。

我主动上前为老人做了详细检查，告诉他说："腓肠肌痉挛大部分都是因缺钙引起的，可您接连输了两天钙，没有什么效果，说明您可能不是缺钙，而是腓肠肌受到风寒湿刺激后引起的挛缩疼痛，我给您扎两针看看效果如何？"

老人一听非常生气："我到你们卫生院是来看病的，你倒好，怕我看病后不掏钱，扎两针糊弄我。我可告诉你，要不是我早些年在前方卖命，哪有你们安安稳稳地坐在这里挣国家工资。今天不掏钱你也得给看病，还得用好药，治不好我还不走了！"

我心平气和地解释说："大伯，不是我怕您不给钱。您为革命做出那么大贡献，现在用点好药是应该的，不掏钱也是应当应分的。关键是您现在不需要用这些药，用了也起不了多大作用。咱舍生忘死打下江山不容易，坐江山过日子要还精打细算，咱今天看病不花您的钱，就是白扔国家的钱您不心痛吗？咱扎两针，虽然当下是有点痛苦，但对身体绝对没有伤害，您看怎么样？"

这些话说得有理有据，老人不好再说什么，但仍愤愤地说："小子，就算你说得有理。咱可说好了，就两针，第三针我也不扎，治不好我可饶不了你！"

我就在老人的左侧阳陵泉、承山各扎了一针，得气后用烧山火的手法操作两次，然后留针，待 15 分钟后继续第二轮操作，留针期间我给了老人一支香烟，老人那支烟还未抽完，就高兴地说："杨大夫，你真神，现在不抽也不痛了。"

【按】阳陵泉为筋之会，承山位于小腿后腓肠肌两肌腹下缘，二穴均有舒筋活络作用，是治疗腓肠肌痉挛有效穴位。

2. 针刺阳陵泉、绝骨、大杼穴治疗骨痂不生

33 岁的田某在刨土时砸伤了左腿，经县医院诊断为胫、腓骨骨折，手术复位后 2 个多月不长骨痂。为此他曾四处求医，偏方、正方用了不少，每日喝排骨汤、大骨头汤，甚至吃了两个胎盘，什么钙制剂、骨

肽、氨基酸、球蛋白，什么跌打丸、骨折挫伤片、云南白药、人参蜂王浆、十全大补丸、土元、“祖传秘方”等用了不少，就是毫无疗效。他于2001年4月13日找我诊疗，我起初认为针灸对骨折起不了多大作用，就给他开了补肝肾强筋骨、接筋续骨的中药，结果服用近一个月，X线照片显示还是没有变化。

这可让我伤透了脑筋，无奈还得从针灸上找出路。我想：筋会阳陵泉，骨会大杼，髓会绝骨，在针灸时如果以这几个穴位为主，填精补髓、强筋续骨，再配合复溜补肾壮骨、足三里健脾益气补血是否能取得疗效？

说干就干，我马上和患者商量，实施针灸。即每日针刺上述5个穴位，再灸关元以扶助正气、促进骨痂生成。

针灸半个月后，我让患者去拍了张X线片，上面显示有了骨痂。我和患者都很高兴，继续针灸1个多月，复查X线片显示骨痂形成。

3. 针刺膈俞穴为主治疗再生障碍性贫血

家住山区的李某患有再生障碍性贫血（下文简称“再障”），血色素只剩4.5g，面色皖白，状如蜡纸，骨瘦如柴，卧床不起。家属邀我出诊治疗，我骑了近15公里的自行车赶到患者家里，为他做了详细诊断：患者卧病在床，面色皖白似蜡纸，说话语声低迷，上气不接下气，食欲不振，大便发黑，大腿内侧有两块巴掌大小的紫色斑块，舌质淡白而少苔，脉沉细无力。

患者阴阳气血俱亏，心脾两虚，既有血虚的症状，又有血瘀的征象。病情缠绵复杂，治疗时稍有不慎就有可能引发意外。我看了看患者从省城带回来的一大堆中西药品，就说让患者继续服用吧，我也没有什么好法。但家属说吃了俩月也没什么明显疗效，一定让我想个法子。我就在患者的膈俞（双）、血海（双）、足三里（双）进行隔姜灸，以求补血活血、益气健脾。

【按】膈俞穴是八会穴之一，血会膈俞。它是治疗血液病的常用穴位，具有补血、宁血功能，对上消化道出血疗效较好，再障的并发症就是上消化道出血，患者大便发黑，肯定胃或十二指肠有出血的地方，同时该穴能和胃降逆，促进食欲；血海穴是治疗血证的要穴，具有活血化瘀、补血养血、引血归经之功效；患者面色蜡黄，血色素又低，不用说也是血虚，他身上还有两块瘀斑，显然是血瘀之象，用血海穴补血活血，引血归经；足三里能健脾益气，在此用它的意思一是健脾生血，二是健脾和中，促进食欲。脾胃是后天之本，气血生化之源，脾胃好了，气血壮了，一切症状就迎刃而解了。

考虑到患者体质虚弱，我就隔两日为患者灸治一次，治疗7次后，患者面色略显红润，食欲也有好转，因患者惧怕针灸，未能坚持进一步治疗，不过灸治的近期疗效是可靠的。

第六章

十三鬼穴

十三鬼穴是古代治疗癫狂等精神疾患的十三个经验穴位，确实也有一定疗效。因古代科学技术不发达，对一些疾病的病因病理解释不清，认为精神疾患特别是歇斯底里、抑郁症是由鬼神作祟所致，因而这些治疗穴位均冠『鬼』字为名，又以其数为十三，故称十三鬼穴。它的具体内容一般是说人中为鬼宫、少商为鬼信、隐白为鬼垒、大陵为鬼心、申脉为鬼路、风府为鬼枕、颊车为鬼床、承浆为鬼市、劳宫为鬼窟、上星为鬼堂、男会阴女玉门为鬼藏、曲池为鬼腿、海泉为鬼封。适用于一切精神疾患，如癔症、精神分裂症、抑郁症、癫狂等，也可用于由高热所致的狂躁不安等症。

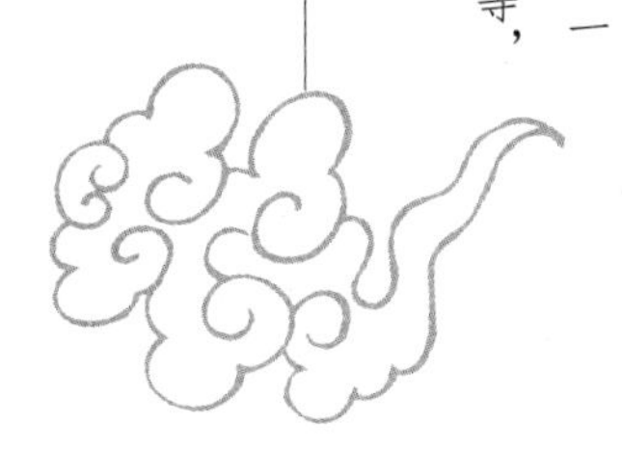

1. 针刺人中、百会、内关、大陵穴治疗歇斯底里

赵某与邻居孙某关系本来相当不错，后来另一位邻居从中挑唆，二人互相有了成见。但碍于两家多年的关系，谁也没有道破，表面上看起来二人亲密如故，实际心中都有芥蒂。1998 年 7 月 15 日中午，赵某与几个妇女一起纳凉闲聊，当谈及孙某时，大家都说她心眼儿不错，处事儿实在。她很反感，但碍于情面又不便反驳，只好耐着性子听大家谈论。谁知大家越谈越起劲儿，一会儿她就烦得顶不住了，嚎啕大哭起来，嘴里还一直胡言乱语。其中一位妇女慌忙把我叫来，她知道赵某和孙某面和心不和的实际情况，边走边和我分析赵某的发病原因。我来到现场，仔细观察赵某的病况，再结合刚才那位妇女介绍的发病原因，断定她得的是"歇斯底里"，掏出银针在她的人中、百会、内关（双）、大陵（双）各刺了一针，没多久，她就躺在地上睡着了。在场的几位妇女便夸我会法术，能"除邪"。我连忙解释说不是会法术，而是用针灸治好了她的"歇斯底里"。

【按】这位患者是由心情抑郁引起的歇斯底里，中医称为"狂证"，也叫"武痴"。人中穴是人体一个重要的急救穴位，刺激性很大，古人将它列为十三鬼穴之一，为鬼宫，能开窍醒神，治疗癫狂。头为精明之腑，百脉之宗，百会穴位居颠顶，深部为脑，是调节大脑功能的重要穴位，又是各经脉气会聚之处，对调节机体的阴阳平衡起着至关重要的作用，能醒脑开窍，安神定志。心主神明，内关穴为心包络经的常用腧穴，通于心，能养心安神定志。大陵穴是手厥阴心包经的输穴和原穴，也是孙真人十三鬼穴之一，为鬼心，其治疗精神神志疾病的临床疗效早已被几千年来的中医实践所证明。诸穴合用能起到安神定志、醒脑开窍的作用，所以能针到病除。

2. 针刺大陵、内关、神门穴治疗舌体发烫

邻乡农民马某，口苦，舌头自感发烫，常张开口深吸一口凉气以图

暂缓，有时甚至要把舌头吐出来才感舒适。因张口时间长，闭口时间短，津液挥发，口渴得要命，他看了不少医生，服了一大堆调节神经的药物，就是不见好转。后来听说我曾治疗过一例吐弄舌的病例，于2009年8月11日找到我诊治，望其舌质偏红，舌面干燥少津；问知患者心烦口苦，干呕食少，失眠多梦；摸其脉左寸脉洪大有力。

我对患者说："你这是心火亢盛，心神被扰的结果。你肯定有一桩不顺心的事在心中憋了很久，得不到宣泄，所以造成了今天的结果。俗话说'病由心生'，长期的思想压力，造成了你心火旺盛。中医说'舌为心之苗'，心里的疾病最容易反映到舌上，所以你就感到舌体发烫，口苦，深吸一口凉气你感到舒服，所以你就经常张嘴吸凉气，经常张嘴吸气，嘴里的津液都挥发掉了，所以你就口渴。我先给你扎几针看看效果。"

说着掏出银针消毒后在他的双侧大陵穴（十三鬼穴之一，为鬼心，能清心安神）、神门穴（清心热、除心烦）、内关穴（养心安神，缓解情志所伤或精神过度紧张造成的心理障碍）各扎了一针，然后取出三棱针在双侧少冲穴（手少阴心经之井穴，可泄心经之热）点刺放血。治疗后不到半个钟头，患者就说舌头比以前舒适多了，治疗了5次，患者就不再张口往外吐舌了。

3. 针刺人中、少商、隐白穴治疗神经错乱

邻乡女患者张某因情绪不安，胡言乱语，症状时轻时重，在各地治疗2个月效果不佳，于1994年3月24日经人介绍来找我去家里瞧瞧。我赶到患者家里，见患者面色正常，精力旺盛，神志时清时迷；切其脉，左手寸关尺较强，右手寸关尺较弱；问患者哪里不舒服，患者就是不回答。

沉思片刻，我考虑患者可能是精神受刺激后引起的神经错乱，遂掏出银针在她的人中、少商、隐白三个穴位各点刺出血，然后继续追问她哪里不舒服。她还是不肯回答，问急了，她突然嚎啕大哭，悲伤之状着

实可怜，在场的亲友无不动容。

我遂向其丈夫询问情由，她丈夫答道："我有个三弟在煤矿打工，在矿难中被埋井中，不幸死亡。由于父母早亡，弟弟还没成家，所以他每逢节假日都是和我们一块儿过。我这个三弟很会来事儿，和他嫂子、侄儿们的关系都很融洽，他的死对他嫂子的精神打击很大。"这从侧面证明了我的判断基本正确，就在上述穴位各扎了一针，强刺激后留针15分钟。退针后，患者说很累，想休息会儿，工夫不大就睡着了。

在场的乡村医生询问说：这个患者我也看过不少回了，按精神失常服过不少镇静药。我也看过她在别处的治疗处方，也大部分是开窍醒神、镇静催眠的中西药物，怎么都没有好的效果呢？你用这简单的三个穴位点刺出血就有这么好的效果呢？

我解释说："患者的亲人年轻丧命，无儿无女，没有妻室，着实可怜。患者悲伤过度，心肝火盛，日子久了就会心智失常。人中、少商、隐白都是十三鬼穴里的重要穴位，分别叫鬼宫、鬼信、鬼垒，有开窍醒神、泄热除烦之效，点刺出血，泻火宁神之效会更加迅速。"

第二天中午，患者家属来卫生院告诉我说昨天针刺放血之后，患者一直睡了有20个小时，醒后精神好了许多。我就让患者隔天来卫生院治疗1次，每次都针这三个穴位，不放血，治疗5次后基本恢复正常。

4. 针刺人中、少商、隐白、大陵、申脉穴治疗头疼

1996年9月1日，邻乡45岁的患者赵某来找我，说她3个月来，每天中午一到11点就头痛，发作时服止痛片可缓解，痛苦不堪，想让我看看是怎么回事儿。通过望闻问切得知患者除头痛外，身体无任何不适，即按一般头痛针刺列缺、印堂、太阳、风池、上星，次日没有发作；第三天头痛复发。在家属的陪同下再次求我治疗，切脉期间，患者突然哭哭啼啼，自言自语，声泪俱下。

我遂询问她啼哭的缘由，她东拉西扯，莫衷一是，说不出个所以然来。但我很快从她语无伦次的话语中猜出患者头疼的大致原因了，随即

在其人中、少商、隐白、大陵、申脉（即十三鬼穴的鬼宫、鬼信、鬼垒、鬼心、鬼路）各扎了一针，强刺激后留针 30 分钟。

患者回去后说很疲乏，很快就睡着了，睡了大约有 10 个小时，醒来后说头一点也不痛了。患者很高兴，之后又来针灸了两次。后来患者再也没有因头痛前来就诊。

第七章 郄穴与下合穴

郄穴（除足阳明胃经的梁丘穴外）与下合穴都是分布在四肢肘膝以下部位的穴位，对于所属脏腑的病症都有较好的疗效。

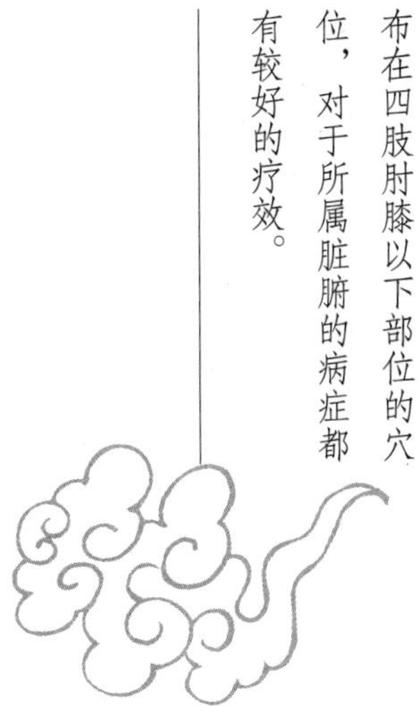

第一节 郄 穴

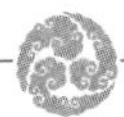

“郄”有空隙之意，郄穴是各经经气深聚的部位。十二经各有一个郄穴，阴维脉、阳维脉、阴跷脉、阳跷脉也各有一个郄穴，一共 16 个郄穴。除足阳明胃经的梁丘外，其他都分布在肘、膝关节以下。

“郄穴”能治疗本经循行部位及所属脏腑的急性病证。阴经郄穴多治血证，如手太阴肺经的郄穴孔最治疗咳血，足厥阴肝经的郄穴中都治疗崩漏。阳经郄穴多治急性疼痛，如颈项痛取足少阳胆经郄穴外丘，胃脘疼痛取足阳明胃经郄穴梁丘等。此外，郄穴亦有诊断作用，当某脏腑有病变时，可按压郄穴进行检查。

为便于记忆，我们编写了如下歌诀：

肺孔最大肠温溜，脾胃地机伴梁丘，
心郄小肠养老穴，膀肾金门水泉售，
心包郄门三焦会（会宗），肝胆中都与外丘，
维脉筑宾阳交穴，二跷交信跗阳求。

1. 针刺养老穴治疗闪腰岔气

1988 年 10 月 10 日，老乡张某在劳动中闪了腰，腰疼得不能翻身下床，民间管这种病叫闪腰岔气，非常难受。家属找来要我想个法子治疗。我先用常规针灸方法针刺大肠俞、关元俞、委中、风池等穴位。第二天复诊，患者腰疼如故。

怎么办？区区腰疼自己针刺后竟无效果，我感到有些茫然。突然，在石家庄地区人民医院中医科进修时王世明老师的话在耳边响起：“急

性腰痛要首先想到养老！”考养老穴是手太阳小肠经之“郄穴”，能舒筋活络，善治腰肩背掣痛。根据生物全息理论，人体的大关节之间是可以相互治疗的，上肢举起后腕关节是人体最上面一个最大的关节，腰是人体中部的最大关节。根据《黄帝内经》“上病下取、下病上取”的原则，针刺腕关节周围的穴位是可以治疗腰部疾患的，即取养老穴采用强刺激手法治疗一次，当天下午患者即可下床活动，恢复正常劳动。

2. 针刺梁丘穴治疗急性胃肠炎

1989年7月12日，20岁左右的姑娘顾某来找我，说她昨天因贪凉饮冷，天黑后即剧烈胃痛、腹胀、呕吐，现在腹痛难耐，求我给予治疗。我把脉观舌后即取患者的中脘、下脘、天枢（双）、足三里（双）进行了针灸治疗，以求温胃散寒，和中止痛；然后又注射了8mg庆大霉素、1mg阿托品。20分钟后，患者腹痛如故，即要求我扎筋寒（扎筋寒是当地民间流传的一种自然疗法，即将尺泽穴附近的静脉刺破后挤出少许静脉血。治疗急性腹痛确有疗效）试试，但患者体态丰满，胳膊圆润，根本看不到静脉血管。

巧妇难为无米之炊，看不见静脉血管，怎样扎筋寒？眼看着患者捧腹呻吟，大汗淋漓自己却爱莫能助。可真把我给愁坏了，突然，大脑内灵光一闪，梁丘穴不是胃经的郄穴嘛？师傅曾说过“郄穴”能治疗本经循行部位及所属脏腑的急性疼痛。想到此，我即用“烧山火”针刺患者双侧的梁丘穴，操作完毕后留针观察效果，不过10分钟，患者停止了呻吟，额头上的汗液也消失了。

3. 针刺孔最穴治疗肺结核咯血

患者胡某患有肺结核，常年离不了异烟肼。1988年10月咳嗽加重，痰中带有血丝，即开始加上利福平、乙胺丁醇、维生素K_1等药口服，肌注链霉素，但效果不明显，咳嗽咳痰、痰中带血依旧，有时甚至咯出大口鲜血。无奈于12月3日来找我想办法，我听她详细介绍完病情后，掏出银针在她的左右孔最穴各扎了一针，得气后以平补平泻手法捻转5分钟，然后留针30分钟，留针期间患者没有咳嗽，起针后患者就回家了。第二天一上班，患者又来了，说昨天针灸后咳嗽了几阵儿，只是痰中带有血丝，没有大口咯吐鲜血。我原本找您是想让您开几剂中药，没想到针灸也有这么好的疗效，您再给我扎几次吧！我就按第一次针灸的方法针刺了孔最穴，并嘱咐她继续服用抗结核药。一连七天，胡某天天来针灸，她的咳嗽咯血再没发作。有一天胡某问我："杨大夫，我吃了那么多好药都不管用，您怎么扎了两针就有这么好的效果呢？"我回答说："我给你扎的这两个穴叫孔最，它是肺经郄穴，主治咳嗽、气喘、咳血、咽喉肿痛、肘臂挛痛、痔疮等疾病，尤其治疗内脏出血疗效显著。针刺它既能止咳化痰，又能止血。"

4. 针刺地机穴为主治疗小儿秋季腹泻

1987年9月，小儿秋季腹泻在太行山地区广泛流行，各个医院、卫生院、诊所人满为患，一床难求。基层卫生院、诊所大都没有专职护士，输液扎头皮针的水平不过关，逼迫基层医务人员不得不寻求输液以外的治疗方法。我以前治疗小儿腹泻针刺天枢、下脘、长强、足三里的方法也效不如愿。在那些日子里，愁得我日不思食，夜不成寐，冥思苦想小儿秋季腹泻的治疗方案。

想到地机是脾经郄穴，主治腹痛，泄泻，那它治疗小儿秋季腹泻是不是应该有效呢？第二天，就在针刺天枢（双）、下脘、水分、长强、足三里的基础上加刺地机，用1寸毫针快速刺入后迅速捻转2分钟起针，疗效大大提升，不少同道也纷纷效仿。

5. 针刺中都穴为主治疗月经淋沥不尽

患者张某，年过三旬，月经淋沥不尽3月余，求医无数，中西药品叠进，疗效甚微。1992年6月求我治疗。

患者月经淋沥，历时三月，血色淡红，心慌气短，食欲不振，形体肥胖，面色萎黄，自汗，无腹痛，舌淡苔薄白，脉细数无力。此系气血双亏，气虚不能摄血，血虚难以荣经之故也。考肝藏血，月经疾病多与冲、任二脉有关，而冲、任二脉又与肝脏关系最为密切。治疗月经病多从肝脏着手，中都是肝经的郄穴，主治疝气、崩漏、泻等疾病；脾统血，月经色淡量多系脾不统血之故，足三里健脾益气生血；百会穴为三阳五会，能升阳举陷，从本例患者的脉证看，气不摄血应是其主要病机。想到此，我就用烧山火法针刺阴都、足三里，隔姜艾灸百会 3 壮，先后针灸 5 次，月经量明显减少，血色转红，继续针灸半月，月经正常。

6. 针刺孔最穴治疗血淋

68 岁的田某因发热、尿痛、尿急、尿中带血于 1988 年 5 月 12 日找我治疗，我按急性尿路感染给其输注青霉素、诺氟沙星 2 天不见好转，又配合八正散加白茅根、小蓟治疗 7 天，发热、尿痛、尿急消除而小便仍带血，我怀疑患者得了肾结核或肾癌，让患者去省城做了一通检查也都予以否定。回来后患者回忆说服中药的第三四天时小便曾经清亮过 2 天，后来就又发红了，观其舌淡苔薄白，切其脉和缓无力。考虑患者湿热内蕴、血热内迫之象已去，但过用清热利湿、通淋凉血之品损伤了正气，以致气不摄血而尿中带血。遂嘱咐患者停服一切药物，针刺孔最穴（双）每日 1 次，第三天尿液转清，尿常规检验未发现红白细胞。

【按】孔最穴是手太阴肺经之郄穴，能调气和血止血，所以针刺该穴能取得益气摄血的良好效果。

7. 针刺水泉穴治疗月经不调

18 岁的少女赵某月经忽多忽少，经期腹痛，经期也不准，2001 年 11 月 5 日求我治疗。观其舌质偏红苔薄白，脉沉细无力。考虑患者先天不足，冲任不固而致月经不调，乃针刺足少阴肾经的郄穴水泉（双）益肾调经，先后治疗 1 个月，经期、经量正常，腹痛消除。

8. 针刺阳交穴治疗突发头疼

王某于1988年4月16日突发头痛，痛势剧烈，遂从田间直接到卫生院找我。患者是一个30岁左右的青壮年，自己也说不清头部哪个部位疼痛更甚，只说疼得受不了，无恶心呕吐，体温不高，巴氏征阴性，克氏征阴性。舌淡苔薄白，脉弦紧。看到患者除头疼外无其他体征可查，我心中深感茫然，辨证不清，如何治疗？但患者头疼剧烈、难以忍受，总不能把患者推出去不管吧！当务之急得先把头疼止住，我拿出银针在患者风池（双）、太阳（双）、印堂、上星、百会各扎了一针，以求疏风活络止痛，又想"头项寻列缺"，在双侧列缺又各扎一针，所有穴位得气后留针以观察疗效。半个小时过去了，患者头疼如故。此时我想起阳维脉起于足太阳的金门穴，过外踝，向上与足少阳经并行，沿下肢外侧后缘上行，经躯干部后外侧，从腋后上肩，经颈部、耳后，前行到额部，分布于头侧及项后，与督脉会合。阳维脉不利，不能对人体气血的盛衰起蓄溢调节作用，气血失和，有可能在其循行部位发生疼痛。而阳交穴是阳维脉的郄穴，针刺阳交穴能调节本经经气，于是就针双侧阳交穴，得气后留针。不到10分钟，患者头痛消除。

9. 针刺温溜穴治疗头疼、咽痛

庞某，女，45岁，农民，主因头疼、咽痛、发热于1999年3月3日求我诊治。患者面色发红，口干口苦，咽部发红，舌苔薄黄，脉浮数。这显然是一个风热感冒的患者，我就以桑菊饮为主方，加了几味清热解毒药让患者取药。谁知患者拿了药方不走，说她被头疼、咽痛折磨怕了，让我想办法让她快点摆脱痛苦。我想患者肺经有热，肺与大肠相表里，清大肠之热也即能清肺热。温溜穴是手阳明大肠经的郄穴。温，为温热、温暖的意思；溜，即悄悄走失的意思。手阳明大肠经的气血行至本穴后，由于外部环境对其的升温作用较少，原来的余热也会缓缓地散热蒸发，情形如同悄悄溜走一般，不被察觉，故名温溜穴。就用透天凉手法针刺双侧温溜穴，操作5次后留针30分钟，起针后患者就说头疼、咽痛好多了。

10. 针刺外丘穴治疗胆绞痛

41岁的尤某1989年6月16日到卫生院找我，说他肚子痛得实在受不了，让我看看是怎么回事儿。话未说完就躺在诊察床上，屈膝捧腹，呻吟不已，额头大汗淋漓。我马上为患者做了检查：右上腹压痛、反跳痛明显，腹肌紧张。问他疼痛的性质，回答说好像有东西往上钻。话未说完便呕吐不已，呕吐物起初为胃黏液和食物混合物，后来就是黄褐色黏液，好似把苦胆汁都吐出来了。舌淡苔薄黄，脉弦紧。根据患者的症状体征，我初步判定是一个胆道蛔虫症，欲以利胆驱蛔、解痉止痛的中西医结合治疗。但患者腹痛剧烈，坐卧不宁，呕吐不止，输液扎不上液体，中药也肯定喝不下去，得想一个暂时能止住胆绞痛的法子，先让患者安静下来，输上液体。

这时我想起外丘穴是足少阳胆经的郄穴，郄穴多能治疗急症、痛症。就在他的双侧外丘穴各扎了一针，得气后用强刺激手法快速捻转针柄，工夫不大，患者安静下来，疼痛减轻、呕吐停止，为进一步治疗创造了条件。

11. 针刺跗阳穴治疗腰骶疼痛

田某不小心从墙头上掉下来摔伤了尾骨，腰骶部疼痛难忍，不敢活动，家属邀我出诊。我就在患者的双侧跗阳穴各扎了一针，得气后留针30分钟，起针后患者就说疼痛减轻，下床稍微走了几步。

【按】跗阳穴是阳跷脉的郄穴，善治腰骶疼痛。

12. 艾灸地机穴治疗白带

32岁的李某系一位有多年临床经验的医生，2003年7月22日找我治疗白带。她自述白带清稀量多，腰酸背痛，食欲不振，大便溏薄。我即为其把脉验舌：舌淡苔薄白，脉缓。就笑着对她说："你这是脾肾不足、带脉失约、湿浊带下。"提笔开了一张完带汤加杜仲、川续断的处方。她看了看处方笑了笑说："杨医生，这个方子我以前也吃过，效果不好。"我说："你再加点炒薏米、苍术、墓头回怎么样？"她说这一类的方子也吃过，效果不怎么样。

我实在没有好方子可开了，就说："你用艾灸地机穴吧，灸个十天半月咱看看有无疗效。"她问："灸地机穴是什么道理？"我说："地机穴是足太阴脾经的郄穴，脾主湿。这个病的病机关键是湿浊带下，地机穴能健脾祛湿、调经止带。"

1个月后她给我打来电话，她照我说的方法一直灸了近20次，多年的白带多竟然没有了。

13. 针刺阴郄穴缓解心绞痛

61岁的张某左胸部疼痛，起初为闷痛，后来为绞痛，有窒息感，家属欲送往县医院救治。恰巧我从他家门口路过，家属邀我先想个法子缓解一下心绞痛。我那天没有带任何药品，就掏出随身携带的银针在患者的双侧阴郄穴各扎了一针，起针后患者就说胸痛好多了。

【按】阴郄穴是手少阴心经的郄穴，能治疗心脏急症，缓解心绞痛。

14. 针刺水泉穴治疗小便潜血

霍某患急性肾盂肾炎，尿痛尿急，尿常规化验有大量红细胞，经服消炎药、输左氧氟沙星等不见疗效，又服清热利湿通淋的中药也效果平平，1998年2月1日来找我治疗。查其舌红苔黄腻，脉数。我看了前医所用药品，认为治疗准确无误，也无计可施。思虑再三，突然想起水泉穴为足少阴肾经的郄穴，阴经郄穴多能治疗血证，尿中红细胞增多也就是尿中带血，就针刺患者的双侧水泉穴，得气后留针30分钟。针刺3次，化验复查红细胞显著减少；继针3次，尿检红细胞正常，尿痛尿急基本消除。

15. 针刺梁丘穴治疗急性乳腺炎

33岁的耿某患急性乳腺炎，右侧乳房红肿热痛，在村卫生室输了3天青霉素，还是乳房憋涨疼痛，1996年7月13日，患者找到我让想办法治疗。问知患者正在哺乳期；望其右侧乳房肿大色红，触之坚硬而痛；舌苔薄黄、脉洪大。我就想给患者开几剂清热解毒、凉血通乳的中药，她听后坚决反对，说什么也不喝中药。无奈我就说给你扎扎针吧，你回去继续打青霉素。她勉强同意。我就在她的双侧梁丘穴各扎了一针，得气后留针30分钟，起针后她就说乳房憋涨疼痛减轻，继续针灸4次，乳房恢复正常。

【按】乳房属胃，梁丘穴是足阳明胃经的郄穴，阳经郄穴善治急性疼痛。梁丘穴能泄胃中实热而止痛，是治疗乳痈的特效穴位之一。

16. 针刺养老穴缓解老花眼

59岁的胡某视物昏花，5尺开外看不清别人的脸，经常闹出笑话。2001年9月15日他找到我问能否治疗。我说您年岁大了，是花眼的时候了，不好治。他说我眼花得也忒厉害了，与年龄忒不相称，想办法治治吧。我就检查了他的舌苔脉象，没什么特异发现，就针刺他的双侧养老穴，得气后留针30分钟，每日1次。1个礼拜后，他高兴地对我说视力好转了。又继续针灸了1个礼拜，他基本可以分清别人的面目了。

【按】养老穴是小肠经的郄穴，主治视物昏花，益于老人。

17. 针刺郄门穴治疗呕血

张某患有胃溃疡，1999年12月16日中午进餐时感到恶心呕吐，呕吐物起初为刚进餐的食物，继而为暗褐色的胃液，最后呕吐出暗红色的血液，家属非常着急，邀我前往出诊。看到患者还在呕吐暗红色物质，我也有点恐慌，想当务之急是赶紧止住呕血，给患者及其家属一点心理安慰。急忙掏出银针在患者的双侧郄门穴各扎了一针，得气后留针30分钟，还未起针，患者就停止了呕血，为进一步治疗原发疾病创造了条件。

【按】郄门穴是心包经的郄穴，善治呕血。

18. 针刺会宗穴治疗胁肋疼痛

赵某因双胁肋疼痛 3 天于 2004 年 7 月 14 日找我治疗。患者体温不高，无咳嗽吐痰，心肺听诊无异常，X 线透视心肺隔未见异常，舌苔脉象无特异发现。我就针刺其双侧会宗穴，得气后留针 30 分钟，她就说疼痛减轻了。第二天又针刺 1 次，胁肋就不再疼了。

【按】会宗穴是手少阳三焦经的郄穴，阳经郄穴善于止痛，三焦经经气不利，往往会出现胁肋疼痛，所以针刺会宗穴对胁肋疼痛有较好的作用。

19. 针刺中都穴治疗嵌顿疝

张某患有疝气，1996 年 4 月 11 日劳累后小肠嵌顿回不去了，疼痛难忍。家属邀我出诊，看到患者难受的表情，我赶紧让患者躺下，为其揉按左侧腹股沟凸出的小肠。揉了大约 15 分钟，小肠没有揉按回去，患者还是疼痛难忍。这时我想中都穴是足厥阴肝经的郄穴，能疏肝理气止痛，善治疝气。就掏出银针在他的双侧中都穴各刺了一针，得气后用强刺激手法反复捻转针柄 5 分钟出针，起针后他的疝气痛就减轻了，腹肌紧张也消失了。我又为其揉按了不到 5 分钟，他的左下腹就彻底不疼了。

20. 针刺外丘穴治疗落枕

41 岁的赵某 2000 年 6 月 11 日去医院找我，说他昨晚睡觉时落枕了，脖子痛得不敢活动，连带脑袋也疼痛难忍，一会儿还要去外地办事儿，让我快点想办法先止住疼。望其舌淡苔薄白，脉紧，其他未见异常。即针刺其双侧外丘穴，得气后用强刺激手法捻转针柄 2 分钟留针，不到 10 分钟，患者就说脖颈敢活动了，头和脖子都不怎么疼了。就起针让他拿了两天量的布洛芬走了。

【按】外丘穴是足少阳胆经的郄穴，善治颈项强痛。

第二节　下合穴

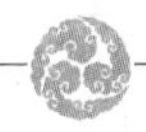

六腑之气下合于下肢足三阳经的腧穴，称为“下合穴”，又称“六腑下合穴”。《灵枢·本输》指出：“六腑皆出足之三阳，上合于手者也。”说明六腑之气都通向下肢，在足三阳经上各有合穴，而手三阳经上又有上下相合的关系。《灵枢·邪气脏腑病形》提出了“合治六腑”的理论。说明脏腑之病应取下合穴：“胃合于三里，大肠合于巨虚之上廉，小肠合入于巨虚之下廉，三焦合入于委阳，膀胱合入于委中央，胆合入于阳陵泉。”胃、胆、膀胱三脏腑的下合穴就是其本经的合穴，而大肠、小肠、三焦三脏的下合穴则另有合穴。《灵枢·本输》说“大肠、小肠皆属于胃”，三焦是“太阳之别”，“入络膀胱”。《针灸甲乙经》也指出：“委阳，三焦下辅俞也……此足太阳之别络也。”膀胱主藏津液，三焦主水液代谢，二者关系密切。因此，大肠、小肠下合于胃，三焦下合于膀胱经。

下合穴是治疗六腑病症的主要穴位，《素问·咳论》说“治腑者治其合”。如治疗胃痛可用足三里；治疗泄泻取下巨虚；治疗肠痈、痢疾用上巨虚；治疗胆经疾病用阳陵泉；癃闭、遗尿等三焦气化异常引起的疾病用委阳等，都是临床习用的治疗方法。

下合穴的口诀是：

胃经下合三里乡，上下巨虚大小肠，
膀胱当合委中穴，三焦下合属委阳，
胆经之合阳陵泉，腹病用之效必彰。

1. 艾灸委阳穴治疗遗尿

7 岁的患儿田某患有遗尿，每天晚上家长不唤其起来小便就会尿床，2000 年 6 月 18 日家长领来找我治疗。望闻问切完毕，没发现有特异改变，我就开了 10 剂固肾缩尿的中药让孩子回家服用，10 天后家长又把患儿领来说，服药后没发现有什么变化。我想小儿神明蒙昧，再让其服中药可能会不配合治疗。就告诉家长委阳穴的具体位置，让他回去用艾条熏灸此穴，以患儿感到灼热又能忍受为度，每天 20 ～ 25 分钟。家长遵嘱而行，1 个月后告诉我，孩子的尿床彻底好了。

【按】委阳穴为足太阳膀胱经的常用腧穴，能益气补阳，又是三焦经的合穴。艾灸本穴能调理三焦、膀胱的气化功能，治疗遗尿。

2. 针刺上巨虚穴治疗阑尾炎

36 岁的孙某因右下腹疼痛、恶心呕吐于 1998 年 3 月 2 日找我治疗。查其麦氏点有压痛、反跳痛，体温 37.8℃，化验示白细胞增高。初步诊断为急性阑尾炎，动员其去县医院做手术。患者恳求说:“我现在疼得受不了，你先想办法给我止住疼我再转院好吗？”出于人道主义考虑，我决定给他想办法先止住疼。但又不能用止痛药延误病情，我就针刺双侧阑尾穴、足三里、天枢穴，各穴得气后用强刺激手法捻转针柄 3 分钟出针，治疗完毕，患者腹痛不减。此时我想起《素问・咳论》中说“治腑者治其合”，阑尾属大肠，上巨虚为大肠经的“下合穴”，就又加刺双侧上巨虚，手法同前。起针后患者就说疼痛减轻，从而为患者转院手术争取了时间。

3. 针刺下巨虚穴为主治疗小儿腹泻

5 岁的患儿杨某泄泻 10 余日，服用小儿安、婴儿素、碱式硝酸铋无效，本单位某医又针灸足三里、天枢、长强、水分等穴位也疗效甚微，家长于 1989 年 9 月 15 日求我治疗。观其面色萎黄、指纹淡红，可以看出患儿系脾虚泄泻，因患儿不能服药，我就针刺足三里（双）健脾止泻；天枢（双）调理肠道、健脾止泻；水分祛湿止泻；又想患儿泄泻日久，小肠分清泌浊的功能肯定受影响，下巨虚是小肠的下合穴，“合治六腑”，于是又针刺下巨虚以求恢复小肠的分清泌浊功能。针刺 2 次，泄泻减轻，继针 3 次腹泻痊愈。

4. 针刺上巨虚、曲池穴治疗痢疾

赵某腹痛下痢，村医给予氯霉素、呋喃唑酮、颠茄片治疗 3 天，症状不见好转，1998 年 8 月 12 日找我治疗。患者为年近四旬的中年男性，腹痛，下痢赤白、里急后重，口干口渴，舌质偏红、舌苔薄黄，脉数，体温 38℃。从患者的症状体征看，当属湿热痢。我本意是想开几剂葛根芩连汤和芍药散化裁的中药，但他说不愿服中药，想扎扎针。我想痢疾患者结肠（也就是中医所说的大肠）多有炎症，上巨虚是手阳明大肠经的下合穴，“合治六腑”；天枢穴是大肠经募穴，它们治疗结肠炎引起的痢疾肯定有效。就针刺上巨虚（双）、天枢（双）清肠治痢；又想曲池乃手阳明大肠经之合穴，于是就针刺曲池以清热利湿、调和气血。治疗 2 次，腹痛下痢减轻，继针 2 次，诸症皆除。

5. 针刺委阳穴治疗尿潴留

75 岁的屈某患有前列腺肥大，素常排尿困难。1999 年 2 月 22 日小便怎么也排不出来，家属邀我出诊。我赶到患者家里，见患者被尿憋得大呼小叫，额头大汗淋漓，小腹隆起，叩诊呈实音，舌淡苔白滑，脉弦紧。我原计划先用导尿管导尿以解燃眉之急，谁知老人精神过度紧张，尿路梗阻严重，导尿管插不进去。在肚脐眼贴上捣烂如泥的大葱白，然后用暖水袋热敷也不起效。我就针刺双侧四髎穴，得气后用强刺激手法反复捻转针柄各半分钟，留针 30 分钟，患者还是排不出尿。我想癃闭虽属肾系病变，但与三焦的气化也有直接关系，经云：三焦者，决渎之官，水道出焉。于是就针刺三焦经的下合穴委阳（双），得气后用强刺

激手法捻转针柄各 1 分钟，患者终于排出了憋了近两天的尿液。

6. 针刺阳陵泉穴治疗胆囊炎胁痛

李某右胁肋部疼痛，胆囊部触痛，口苦便干，食欲不振，腹部胀满，恶心呕吐。B 超示胆囊增大，胆囊壁粗糙。1999 年 6 月 8 日她拿着 B 超单来找我治疗，我说这是急性胆囊炎，就开了消炎利胆片、鸡骨草、元胡止痛片等消炎利胆止痛药让她回家，她到药房取药后又返回诊室找我，让我想办法快点解除她的胁肋部疼痛。我就在她的双侧阳陵泉各扎了一针，得气后留针 30 分钟，起针后她就说胁肋部舒服多了。

【**按**】阳陵泉是足少阳胆经的下合穴，治疗胆囊疾病有很好的疗效。

7. 针刺足三里穴治疗胃痛

6 岁患儿孙某贪食生冷，发生胃痛，大呼小叫，家长于 1987 年 8 月 4 日领来找我治疗。

患儿上腹部疼痛拒按，舌淡苔薄白，脉沉实。此是患儿贪食生冷，集聚胃脘，气机不利之故。即针刺双侧足三里穴，得气后以平补平泻手法捻转针柄 3 分钟出针，不留针。起针后患儿就说肚子疼轻多了，也不大呼小叫了。

【**按**】足三里是足阳明胃经的下合穴，治疗胃痛效果显著。

8. 艾灸足三里、上巨虚穴治疗慢性胃肠炎

赵某，女，44 岁。腹痛腹泻、恶心呕吐将近 1 年，多方求治，未见疗效而于 1986 年 3 月 17 日求治于余。患者面色萎黄，食欲不振，恶心呕吐，大便次数虽然不多，但稀不成形，腹部按之不疼，舌淡苔白，脉细而无力。四诊合参，考虑患者系脾胃虚弱、胃失和降、大肠传导失司，治宜健脾和胃、调理肠道。我就给患者开了 5 天的参苓白术散、维生素 B_1、维生素 B_6，患者服完药来说没什么效果。我就艾灸患者的双

侧足三里、上巨虚两个穴位，以患者感到皮肤灼热又不灼伤皮肤为度。一连艾灸 7 天，患者大便成形、恶心呕吐消除，所有复常。

【按】足三里为足阳明胃经的下合穴，能健脾和胃止泻；上巨虚为手阳明大肠经的下合穴，既能健脾止泻，又能和胃止呕，合而用之，相得益彰，疗效显著。

第八章 十五络穴与俞募相配

十五络穴是十四经脉在四肢肘膝关节从本经别出的穴位，主治所属经脉病候及络脉本身循行部位的病症。俞穴是脏腑之气输注于背部的穴位，募穴是脏腑之气输注于腹部的穴位，两者常配合应用治疗所属脏腑的病症。

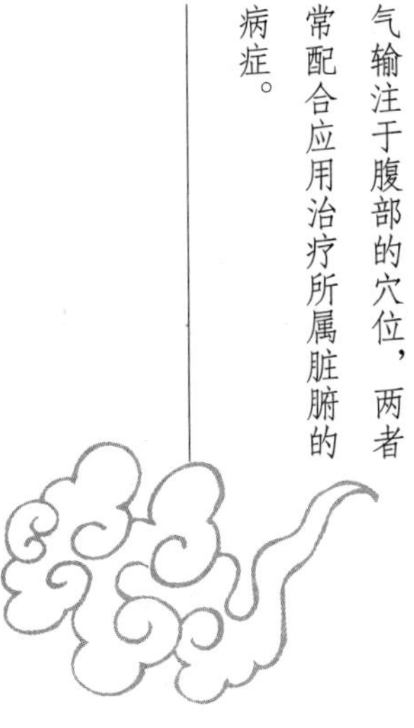

第一节　十五络穴

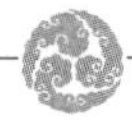

十五络穴就是十五络脉从本经（脉）别出处的穴位。十二经脉的络穴位于四肢部肘膝关节以下，任脉络发于鸠尾，督脉络发于长强，脾之大络出于大包，合称十五络穴。络穴所主治的病症多是所属经脉的病候及该络脉本身循行所过的病症。

为便于记忆，我们先复习一下十五络穴歌诀：

肺络列缺偏（历）大肠，脾络公孙丰隆阳（足阳明），
心络通里支（正）小肠，大钟络肾膀（胱）飞扬，
心包内关（三）焦外关，光明络胆蠡沟肝，
脾之大络是大包，任（脉）络鸠尾督（脉）长强。

1. 针刺偏历穴为主治疗耳聋耳鸣

高某耳聋耳鸣半年多，多方治疗效果甚微，1998 年 11 月 17 日找我针灸治疗。患者耳聋耳鸣，尤其到晚上安静时耳内风声不断，影响睡眠，舌质偏红少苔，脉沉细无力。从他的症状体征看，患者属肝肾不足。我即针太溪（双）、三阴交（双）、肾俞穴（双）以滋补肝肾；听宫（双）、听会（双）局部取穴以调节听神经。针灸 4 次，患者说没感觉到有疗效。我想手阳明大肠经的主要络脉别行，起点处有穴名叫偏历，别走而入于手太阴经，其别出的，走入耳中，合于该部的主脉，治疗耳聋耳鸣应该效果不错。于是就加刺双侧偏历穴，针灸 3 次，患者就说自感耳鸣减轻，继续针灸 10 次，半年多的耳聋耳鸣豁然痊愈。

2. 针刺通里穴为主治疗言语不清

67岁的赵某晨起后说话舌头发硬，言语含糊不清，这可把他和家属急坏了，以为他得了脑血管病，急忙去医院做了个CT检查，未发现异常，回来后即找我针灸治疗。患者四肢活动自如，言语不清，舌淡苔白，脉弦滑。痰阻廉泉，经隧不通之象昭然。我即针廉泉、上廉泉、天突局部取穴以疏通经脉、豁痰开窍；再针刺风池（双）、丰隆（双）以息风化痰。针刺5次，言语显清晰但疗效并不满意，就加刺通里穴（双）针刺3次，症状明显减轻。继续针刺3次，患者言语清晰如初。

【按】通里穴是手少阴经脉络穴，手少阴心经的主要络脉别行，顺沿着手少阴本经经脉上行，入于心中，再上行而系于舌根，属于目系。主治暴喑、心病、舌强不语。

3. 针刺飞扬穴治疗鼻衄

顾某鼻腔流血六七日，量也不大，揩鼻涕时带有血液，到中午时有点滴血液流出。吃了两天止血药不管用，又喝了3剂凉血止血的中药也没止住血，1989年9月15日求余诊治。患者面色通红，鼻腔带有未擦净的血液，舌质偏红、舌苔薄白，脉洪大。从症状体征看，患者体内有热，迫血妄行。鼻腔属肺，鼻腔出血当属肺热无疑。我提笔开了3剂清肺凉血止血的中药，心想鼻衄不重，有这3剂药患者必定痊愈。谁知18日患者又来就诊，说3剂药喝完了，鼻腔还是流血不止。我不得已再次为患者把脉验舌，发现脉虽洪大，但重按无力；舌质虽红，但舌苔薄白，就猜想患者体内之火是虚火而绝非实火。原意开几剂滋阴降火、凉血止血的中药，忽然想起不知是那本针灸讲义上有针刺飞扬穴治疗虚证鼻衄的说法。飞扬穴是足太阳膀胱经的络穴，在此别走足少阴肾经，针刺此穴可起滋阴补肾之效，也就是能间接起到滋阴降火、凉血止血的作用。于是就针飞扬穴，得气后留针30分钟，治疗2次，中午鼻腔不再有血液流出，再针2次，鼻涕带血痊愈。

4. 针刺大钟穴治疗肾虚腰痛

55岁的张某患腰疼多年，1978年秋因农活儿较忙，劳累过度，腰疼更甚，腰背不能转动和下地干活儿。可农活不等人，他家四五亩麦田还没播种，眼看就过了最佳播种期，遂于10月6日找我想办法让他腰疼尽快缓解，他好带领全家秋收种麦。患者腰疼多年，稍劳则甚，腰膝酸软，多汗恶风，舌淡苔薄白，脉沉细无力。四诊合参，分析患者脾肾不足，当属肾虚腰疼。我即针刺双侧大钟穴，得气后用烧山火手法操作2次，留针30分钟。针刺1次，患者腰背就能转动、腰疼减轻。第二天、第三天上午又接连针刺2次，第三天下午他就下田劳动去了。

【按】大钟穴是足少阴肾经的络穴，能补肾活络止痛，该穴善治腰脊强痛。

5. 针刺丰隆穴为主治疗精神分裂症

25岁的青年男子刘某患精神分裂症，用氟奋乃静注射液、苯海索等西药控制得很好，基本生活自理、情绪正常。最近因家庭矛盾精神受到刺激，病情加重，夜晚难以入睡，常常读书到天亮，白天常自言自语，不与乡邻交往，有时登高而歌。2011年4月12日家属邀我出诊治疗。观患者面色红润、不时自言自语、注意力不集中，当问及其病况时答非所问，舌红苔薄黄、脉弦数。我即针其百会、四神聪以求醒脑开窍；大敦（双）点刺出血以求清肝热、疏肝解郁；针刺内关（双）以求安神定志；又想精神疾病多与阳明热盛有关，本例患者面色红润，说明阳明有热，即针刺阳明经络穴丰隆（双）以清胃经之热、豁痰开窍。先后针灸7次，患者精神基本得以控制，夜晚读书、自言自语、登高而歌等症状消除。

6. 针刺公孙穴为主治疗腹胀

霍某胃部胀满1个多月，既服过增强胃动力的西药，又服过和中理气的中药，疗效均不满意，2002 年 7 月 7 日来找我治疗。患者为 45 岁的中年女性，世代为农，自述平时干活儿从来不惜力气，和她同年龄的壮劳力都比不过她，1 个月前因胃部胀满，嗳腐吞酸，影响食欲，体力一日不如一日，现在稍微干点体力活儿就大汗淋漓、气喘吁吁。说也奇怪，人家腹胀不愿吃东西时活动活动就有了食欲，她是越活动、越干活儿胃胀越甚，食欲越差。胃脘部叩诊呈鼓音，舌淡苔白，脉缓而无力。四诊合参，患者当属脾胃虚弱、运化无力、胃失和降。于是针足三里（双）健脾益气，上脘、中脘、下脘和中理气以助运化，消胃胀，增食欲。第 1 次针刺后患者就感觉胃脘稍舒，接连针刺 3 次，效果反倒不如第 1 次，仍然腹胀厌食、嗳腐吞酸。我想公孙穴乃足太阴脾经之络穴，从此别走阳明，有健脾益胃、消痞除积之功。第 4 次针刺时就加刺公孙穴，起针后患者说胃脘部感觉比以前舒适了，又针刺 4 次，患者腹部胀满、嗳腐吞酸消除，食欲复常。

7. 针刺列缺治疗手心发热

霍某手心发热半年多，找了几位医生，都说是阴虚火旺，吃了几盒知柏地黄丸，又喝了一段时间滋阴凉血的中药，疗效平平，有时刚一吃药管点用，越吃越不管用，有时干脆没有疗效，2000 年 3 月 18 日找我治疗。问知手心发热的时间不分白天黑夜；检查舌苔脉象均无显著变化，我就针刺其双侧列缺，得气后留针 30 分钟。针刺 2 次，患者自觉手心发热减轻，继续针刺 5 次，半年多的手心发热霍然痊愈。

【按】列缺是手太阴肺经的络穴，这支络脉起于腕上分肉之间的列缺，与手太阴本经并行，直入掌内，散入于鱼际的边缘。手掌手心部位的疾病多与这条络脉有关，所以针刺列缺能取得理想的效果。

8. 针刺丰隆穴治疗暴喑

张某在与邻居因故争吵时突然失音说不出话，急忙跑来卫生院找我治疗。我见其脉象弦数，以为患者郁怒伤肝、肝失疏泄之故。就针廉泉、天突刺激咽喉附近以求利咽开音；太冲（双）、阳陵泉（双）疏肝解郁。第二天患者再次来诊，症状同前，我就让患者去县医院做了个CT检查，结果正常。我想足阳明经脉的主要络脉别行，起点处有穴名叫丰隆，别走足太阴经。又一支别行的，沿胫骨外缘上络于头项部，与该处其他各经的经气相会合，向下绕络于咽喉。患者突然失音是否属于足阳明胃经络脉病变呢？就试着针刺双侧丰隆穴，得气后用泻法捻转针柄2分钟，留针15分钟。治疗完毕，患者就能发声，连续治疗3次，患者言语如故。

9. 针刺鸠尾穴治疗肚皮瘙痒

36岁的吴某腹部皮肤瘙痒，服了不少抗组织胺药疗效平平，又服了几剂利湿止痒的中药也未见疗效，1999年2月8日找我治疗。望其腹部皮色不变、无斑丘疹，舌苔脉象也无特异发现。有了前医治疗失败的教训，我对此证的治疗费了一番脑筋。患处皮色不变，无斑丘疹，抗过敏肯定无效；舌苔脉象无变化，祛湿止痒、活血养血止痒也无道理。想任脉的主要络脉别行，起点处有穴名叫鸠尾穴，此络脉散于腹部。如果发生了病变，属实的症状为腹皮痛；属虚的症状为腹部皮肤作痒。是否可取尾翳穴进行治疗？我就取鸠尾穴用1.5寸毫针刺入，得气后留针30分钟出针。治疗2次，患者自感腹皮瘙痒减轻，又针2次，腹皮瘙痒消除。

10. 针刺蠡沟穴治疗阴囊瘙痒

赵某阴囊瘙痒，1999年11月9日求我治疗。望其舌淡苔白微腻，切其脉沉细无力，询知患者腰膝酸软、性欲减退，就想此系肾阳衰微、湿邪下注之故，于是开了7剂温肾利湿止痒的中药。患者服完后说症状无明显变化。心想足厥阴肝经络阴器，它的主要络脉有一支别行的经过胫部上至睾丸部，归结于阴茎。如果发生病变，因气上逆的为睾丸肿大，突然疝痛，属实的症状为阴器挺大，属虚的症状为阴囊暴痒。其络穴为蠡沟穴，我就试着针刺蠡沟穴，得气后留针30分钟出针。第二天患者就说阴囊瘙痒减轻，我连续针灸了6次，阴囊瘙痒痊愈。

11. 针刺大包穴治疗浑身疼痛

李某浑身疼痛，吃了几天解热止痛药仅取效一时，1988年11月5日找我治疗。测其体温36.5℃，舌苔脉象也属正常，说明此证既非表证，也非风湿，用药物治疗无从着手，想脾之大络布散于胸胁，如果发生病变，属实的症状为全身都觉疼痛；属虚的症状为周身骨节都弛纵而无力，大包穴是足太阴脾经的络穴。遂针刺患者的双侧大包穴，得气后用强刺激手法操作2分钟后留针30分钟。治疗3次，浑身疼痛减轻，又针5次，她的身体就舒服了。

12. 针刺飞扬穴治疗头项背部疼痛

葛某头项背痛，鼻塞，流清涕，1991年12月12日找我治疗，查其舌苔、脉象倒无明显变化，体温不高。但从其症状看，患者必是感冒无疑，我就开了点解热止痛药和抗病毒药物。患者吃了2天，效果平平。吃后身体舒服，过4个小时依然头项背痛，我就针刺其双侧风池、风府、曲池、大椎以求疏风止痛，继续服用解热止痛药和抗病毒药，治疗2天，还是效果一般。后来我想，足太阳膀胱经的络脉如果发生了病变，属实的症状为鼻塞流涕，头背部疼痛；属虚的症状为鼻中衄血。于是就针刺他的双侧飞扬穴，停止针刺双侧风府、曲池、大椎。得气后用强刺激手法操作2分钟出针，起针后他就说头背项痛显轻，第二天、第三天又针刺2次，头背疼痛消除。

【按】飞扬穴是足太阳膀胱经的络穴，善治头背疼痛。

13. 针刺列缺穴治疗哈欠频作

52岁的郭某近10天来无明显诱因哈欠频作，只要不是睡觉，最长时间也间隔不了40分钟，有时接连打两三个哈欠，1988年12月24日找我治疗。切其脉、观其舌均无特异变化，肢体活动自如。我就针刺其双侧列缺，得气后留针 30 分钟。针刺 3 次，哈欠减轻，有时能间隔两三个钟头，继续针灸 5 次，哈欠消失。

【按】哈欠一症，西医大都认为是脑缺氧所致。我认为该症的发生主要由宗气下陷有关。肺主气，列缺为手太阴肺经的络穴，主治肺经疾患，若用补法操作能升提宗气。

14. 针刺支正穴治疗网球肘

34 岁的胡某右侧肘关节外侧疼痛，屈伸不利，用力握物或提东西时疼痛更甚，经多位医生诊断为网球肘，吃点药症状稍减轻，不吃药了疼痛如故，也打过封闭，一直未能治愈，1986 年 5 月 12 日找我治疗。查其舌脉无显著变化，考虑患者年轻力壮，就针刺其双侧支正穴，得气后用强刺激手法捻转针柄 2 分钟，留针 15 分钟，再用强刺激手法操作 1 分钟出针。治疗 5 次，患者肘关节疼痛减轻，用力提握时仍然酸痛。效不更法，继续针灸支正穴，手法从前，前后共针灸 10 次，网球肘痊愈。

【按】网球肘又称肱骨外上髁炎，是由于肘、腕关节剧烈、频繁活动，使腕伸肌的起点反复受牵拉刺激引起的局部撕裂伤或慢性无菌性炎症。支正穴是手太阳小肠经的络穴，别出上走肘部，强刺激该穴能促进肘关节部位血液循环，有利于局部撕裂伤的修复或无菌性炎症的吸收。

15. 针刺内关穴治疗颈项强直

患者刘某是一个 60 多岁的老太太，近几天脖子转动不灵活，疼痛劲儿也不大，就是转动起来感到费劲儿，1979 年 6 月 7 日求治于余。查其舌淡苔薄白，脉弱，其余查不出有什么病理症状。就针刺双侧风池、双侧列缺及大椎穴，得气后留针 20 分钟起针，连续治疗 3 天，症无进退。患者对治疗已无信心，我也无计可施，忽然想起师傅给我讲解络脉时曾经说过手厥阴心包络的络脉空虚时可能会表现为项强。就针刺手厥阴心包络经的络双侧穴内关穴，得气后留针 30 分钟出针，不加刺激，隔日 1 次。又治疗 3 次，脖颈转动较前灵活，患者信心满满，继续针灸 5 次，脖颈活动如前。

16. 针刺光明穴治疗左足无力

36 岁的陈某这几天感到左侧脚腕没劲儿，走路也不受影响，就是一走就感到足腕酸软，生怕跌倒，但实际走起来也没事儿，1990 年 11 月 4 日找我治疗。我四诊并施，除患者自述的症状外，看不出有什么变化。担心患者脑血管有毛病，我让她去医院做了个 CT 检查，结果显示正常。患者回来又找我治疗，我就给她开了六味地黄丸、维生素 B_1、腺苷 B_{12} 等药，吃了 5 天，没什么变化。我就针刺其左侧光明穴，得气后留针 30 分钟出针，每日 1 次，治疗 3 天，患者就说左脚腕显有劲儿。继续针灸 4 天，她感觉基本如常。

【按】光明穴是足少阳胆经的络穴，善治眼部疾患和下肢痿痹，估计能调肝肾、活血通络。我在临床用于治疗踝关节以下疾病时常常选用，效果显著。

第二节　俞募相配

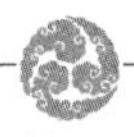

“俞穴”又叫“背俞穴”，是脏腑经气输注于腰背部的腧穴，位于腰背部足太阳膀胱经的第 1 侧线上，与相应脏腑位置的高低基本一致，与脏腑有密切关系。背俞穴一共 12 个，即肺俞、厥阴俞、心俞、肝俞、胆俞、脾俞、胃俞、三焦俞、肾俞、大肠俞、小肠俞、膀胱俞。

募穴是脏腑之气输注于胸腹部的腧穴，它在胸腹部的位置与相关脏腑在体内的位置大致对应。其中分布于任脉上的6个募穴为单穴，其余为双穴。募穴可治疗相关脏腑证，尤多用于治疗六腑病证。

为便于记忆，方便临床应用，我们先复习一下十二背俞穴歌：

十二脏腑各有俞，其穴皆在背腰部，
太阳第一侧线取，听我细细从头数。
三椎肺俞厥阴四，心五肝九十胆俞，
十一脾俞十二胃，十三三焦椎旁住，
肾俞却与命门平，十四椎外穴是真，
大肠十六小十八，膀胱俞与十九平。

十二募穴歌诀：

大肠天枢肺中府，小肠关元心巨阙，
膀胱中极肾京门，肝募期门胆日月，
胃募中脘脾章门，三焦募在石门穴，
膻中穴是包络募，从阴引阳是妙诀。

1. 针刺日月穴治疗口苦

赵某口苦有半年，多方求治未果，1999年11月12日来找我治疗。观其以前服用的药物，有清肝泻火的中药、清胃泻火的中药、肝火胃火同治的中药，还有维生素、调节自主神经的西药，可谓面面俱到。把其脉，脉象和缓；观其舌，舌淡苔白；问其症状，答曰除口苦外无其他不适，二便也无异常。《素问·奇病论》说："胆虚气上溢而口为之苦，治之以胆募俞。"当下取日月穴（双）斜刺0.6寸，得气后留针30分钟，先后治疗4次，口苦痊愈。

日月穴为胆经之募穴，能治疗胆气上溢而出现的口苦，临床疗效确切。

2. 针刺天枢、大肠俞穴治疗腹泻呕吐

2002年10月9日，5岁患儿刘某腹泻、腹胀、呕吐，经打针、输液、口服健胃止泻的西药呕吐停止，但腹胀、腹泻如故。查其舌，舌淡苔薄白；观其指纹，指纹淡红；叩其腹，腹胀如鼓；观其形体，无脱水征象。即针刺天枢、大肠俞（双），天枢直刺1寸、大肠俞向脊椎方向斜刺0.5寸，小幅度慢速捻转15次左右出针。第二天腹泻、腹胀减轻，连针2次，腹泻、腹胀痊愈。

【按】腹泻、腹胀的病机在于脾胃，病位在大肠。天枢穴为大肠之募穴；大肠俞为大肠之俞穴，俞募相配治疗五脏六腑疾病确有较好的疗效。

3. 针刺肺俞、中府穴治疗咳嗽

本乡习某，咳嗽吐痰半年余，去医院检查胸透肺纹理增多紊乱，化验示白细胞不高，服消炎止咳化痰药无效，服过中药也疗效平平。1988年4月21日求治于余，患者为年近40岁的中年女性，咳嗽吐痰，晨起为甚，夜晚减轻，不影响劳动和睡眠，听诊双肺呼吸音粗糙，舌淡苔白、脉象无明显异常。此证为气管炎，乃痰浊阻肺、肺失宣肃所致。于是就针双侧肺俞、双侧中府，得气后留针30分钟。针灸2次，患者咳嗽吐痰减轻，继续针灸5次，咳去痰平。

【按】咳嗽吐痰属肺系疾病。肺俞穴虽是足太阳膀胱经的腧穴，却是手太阴肺经之背俞穴；中府是手太阴肺经之募穴。它们都是肺经经气输注于胸背部的腧穴，治疗肺部疾病疗效显著。

4. 针刺胃俞、中脘穴治疗慢性浅表性胃炎

36岁的庞某患胃病3年，经常胃痛、腹胀、烧心、反酸，腹部发

凉，经多家医院胃镜检查诊断为慢性浅表性胃炎，中西药品服用无数，一直未能治愈，1989 年 10 月 7 日求治于余。患者面色萎黄，精神不振，慢性病容，腹部除毛衣外，穿着厚厚的棉背心仍胃部冷痛。舌淡苔薄白、脉缓而无力。此证为慢性浅表性胃炎，乃脾胃虚寒、运化无力、中焦气机不利之故。观前医所处方剂，皆健脾理气、温胃散寒、消导制酸之品，想再开这类药物也难以妙手回春。就针双侧胃俞、中脘，得气后留针 30 分钟出针，针灸 3 次，诸症好转，继续针灸半月，诸症基本消失，因患者惧怕针灸，即以附子理中丸、香砂养胃丸、奥美拉唑肠溶胶囊、盖胃平善其后。

【按】胃俞穴为胃的背俞穴，中脘是足阳明胃经的腹募穴，俞募相配是治疗胃病最常用、最有效的方法之一。

5. 针刺肝俞、期门穴治疗目赤肿痛

耿某目赤红肿，屡服清肝泻火药不解，1997 年 4 月 15 日求治于余。切其脉，脉弦数；观其舌，舌淡红苔薄黄；问其症，口苦溲赤。此乃肝火上炎之象昭然。随即针刺双侧肝俞、期门穴，肝俞向脊柱方向斜刺 0.5 寸；期门向乳头方向斜刺 0.5 寸，得气后快速捻转针柄 20 次留针 20 分钟，再快速捻转 20 次出针，出针后不用棉球按压针孔，让其自然流出少许血液。如果不出血，就稍稍压挤针眼，让其流出少许血液，实在流不出血也就作罢。每日 1 次，连续治疗 3 次，患者口苦、尿黄诸症减轻。再针 3 次，目赤肿痛消除。

【按】肝俞、期门同用属俞募相配，快速捻转出针后让血液自流有清肝泻火的作用，是治疗目赤肿痛的有效方法之一。

6. 针刺肺俞、中府穴治疗慢性气管炎

李某自幼患有气管炎，每年冬季咳嗽、气喘、咳痰，1989 年 11 月 24 日找我治疗。望其面色萎黄发暗，气喘吁吁，动则喘甚，咳吐白痰；问知身体疲倦，脘腹胀满，食欲不振；听诊双肺呼吸音粗糙，有哮

鸣音；舌淡苔白，脉细而无力。四诊合参，考虑患者肺气不足、痰湿壅滞、肺失宣肃。即针双侧肺俞、中府穴，肺俞穴向脊柱方向斜刺 0.5 寸；中府穴向外侧斜刺 0.5 寸，得气后留针 30 分钟出针，1 日 1 次。治疗 5 次，患者咳嗽气喘减轻，咳痰量少。继续针灸 10 天，咳嗽气喘消失，能从事正常生产的劳动。

【按】肺俞穴是肺的背俞穴，有调补肺气、止咳化痰平喘之功；中府穴是手太阴肺经的募穴，也能止咳化痰平喘。二者俞募相配，治疗慢性气管炎有确切疗效。

7. 针刺脾俞、章门穴治疗腹胀腹泻

张某是一个年近五旬的农村妇女，1 年前患急性肠胃炎，恶心呕吐、腹胀腹泻、头疼恶寒。经治疗，头疼恶寒、恶心呕吐除而仍有腹胀腹泻，因症状轻微不影响正常生产劳动，未坚持继续治疗。近几天症状加重，稍微着凉或吃点不易消化的食物就一天腹泻两三次，腹胀、嘈杂难受，1988 年 9 月 11 日找我治疗。刻诊：腹泻一日二三行，脘腹胀满，嗳腐吞酸，腹部隐隐作痛，食欲不振，舌淡苔白，脉细弱。此属脾虚泄泻，乃脾虚不运、中焦气机不利、大肠传导失司之故。即针双侧脾俞穴、章门穴，脾俞穴向脊柱方向斜刺 0.5 寸，章门穴向里斜刺 0.8 寸，得气后留针 30 分钟出针，每日 1 次。治疗 4 寸，患者腹泻、腹胀、腹痛都有好转。继续针灸 4 寸，患者腹泻停止，食欲复常，胃脘舒适。

【按】脾俞穴是脾的背俞穴，可健脾止泻、和胃导滞；章门穴是脾的募穴，可健脾理气、固土降浊。二者俞募相配，对脾虚所致的泄泻、腹胀、纳呆都有良效。

8. 针刺胆俞、日月穴治疗胆囊炎

崔某右侧肋弓下疼痛拒按，恶心呕吐，口苦，食欲不振，1679 年 5 月 8 日求我治疗。根据患者的症状体征，我怀疑她得了胆囊炎，让她去县医院做了个 B 超，果然证实了我的判断。患者又返回来找我治疗。

患者女性，36岁，右侧肋弓下可摸到肿大的胆囊，自述小便黄赤，舌苔薄黄，脉弦数。肝胆湿热之象昭然。我即针刺双侧胆俞穴、双侧日月穴，胆俞穴向脊柱方向斜刺0.5寸，日月穴向内斜刺0.8寸，得气后以强刺激手法捻转针柄1分钟留针30分钟，每日1次。针灸5次，患者就感到右侧肋弓下疼痛、口苦减轻，恶心呕吐消失，食欲好转。继续针灸7寸，诸症豁然。

【**按**】胆俞穴为胆的背俞穴，能清肝利胆祛湿热；日月穴为足少阳胆经的募穴，能清利肝胆，疏肝止痛，善治胆囊炎。二者俞募相配，相辅相成，疗效显著。

第九章

上病下取、下病上取与巨刺、缪刺

人体在正常情况下，气血是循着一定的路径在体内循环不息，濡养灌溉五脏六腑、四肢百骸，使脏腑经络保持协调与平衡。一旦经络失衡，发生偏盛或不及，人就会发病。治疗就需补虚泻实，纠正阴阳的偏盛偏衰，使之趋于相对平衡，恢复健康。人体上下左右内外各个脏腑组织之间，都是相互贯通的，一旦某一侧气血发生偏盛偏衰，都有可能引起对侧气血波动而发生病理变化。

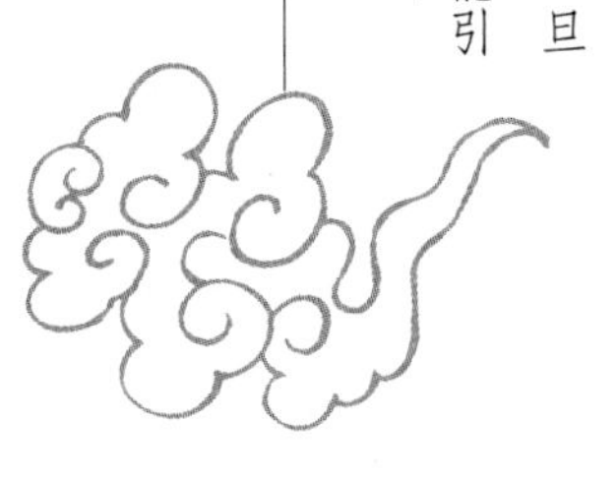

第一节　上病下取与下病上取

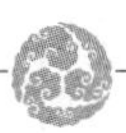

《黄帝内经》云:“病在上，取之下。”也就是说，人体上部的疾病可以取下部的穴位进行治疗。反过来人体下部的疾病也可以取上部的穴位进行治疗，因为人体经脉是上下相通的。这种治疗方法尤其适用于一些慢性疾病。

1. 蓖麻子贴百会穴治疗脱肛

58 岁的宋某年轻时家境不好，干活儿不惜力气，有一天他正患腹泻，粮站运来了一车大米，为挣 5 元钱的装卸费，他不顾腹泻腹痛的折磨，扛起 100 多斤的麻袋一气儿卸了 10 吨大米，累得浑身冒汗，气喘吁吁，头晕眼花，腰疼腿软。腹泻也更加严重了，那个年代人们有病都不注重治疗，而是采用一些偏方，他吃了几天马齿苋、烧大蒜，腹泻是好了，但落下来脱肛的毛病，干活儿稍一用力，直肠脱出来就回不去了，非常痛苦。2000 年 11 月 10 日来找我治疗，望其面色晦暗无光泽，舌淡苔薄白，脉沉细无力。我认为患者系肾气不足、中气下陷，用补中益气汤加益肾固涩药治疗近一个月，身体状况明显好转但脱肛毫无起色。我就教他用蓖麻子破皮捣烂贴百会穴，贴了一个半月后，几十年的脱肛霍然痊愈。

【按】百会穴位于头顶部位，又称三阳五会，是手足三阳、督脉之会，有升阳举陷之功；蓖麻子通络利窍，有温和而持久的热源作用。根据下病上取的原则，对百会穴进行温和而持久的刺激肯定会起到益气回阳、补肾固脱的作用。

2. 蓖麻子贴涌泉穴治疗口疮

8 岁患儿崔某经常长口疮，口涎外流。为此家长没少花钱，找了不少医生，什么维生素 B_2、锌制剂、蛋白粉没少吃，就是没有疗效，1989 年 3 月 11 日找我治疗。诊见患儿指纹鲜红，舌红少苔。我认为患儿系虚火上炎所致。根据上病下取的原则，让家长将蓖麻子剥皮捣烂贴于涌泉穴，不到 10 天，患儿口疮痊愈。

【按】涌泉穴为足少阴肾经穴位，能滋阴补肾，加上蓖麻子的温和刺激，能使虚火降、阴津承、口疮愈。

3. 针刺支沟穴治疗便秘

62 岁的刘大爷大便秘结四五年，久治不愈，1985 年 10 月 13 日求治于余。患者除便秘外无其他病理征象，舌脉正常。我即针刺其双侧支沟穴，直刺 1 寸，得气后以平补平泻的手法反复捻转针柄约 1 分钟出针，每日 1 次。连续针灸 15 次，患者大便复常。

【按】便秘属大肠疾患，位在人体下部。支沟穴是手少阳三焦经的腧穴，位在腕横纹上 3 寸，举起来位在人体上部，能润肠通便。便秘取支沟穴，既有取其穴性的意思，又有下病上取的意思。

4. 针刺太冲穴治疗头晕

顾某头晕多日，1984 年 3 月 22 日找我治疗。患者为年过五旬的中年汉子，体格健壮，自述头晕无定时，有时一日头晕两三次，有时一天都不头晕。无恶心呕吐，舌淡苔白，脉弦，血压 160/96mmHg。四诊合参，此证当属肝阳上亢，即针双侧太冲穴，针点向上斜刺 0.5 寸，得气后用强刺激手法捻转针柄约 1 分钟，留针 15 分钟出针，一日一次。治疗 3 次，头晕减轻，继续针灸 3 次，头晕消除，测量血压 124/80mmHg。

【按】太冲穴是足厥阴肝经的腧穴，能平肝潜阳。头晕取太冲，有上病下取之妙，取效甚捷。

第二节　巨刺与缪刺

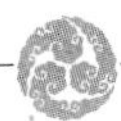

针灸治病的方法丰富多彩，缪刺法和巨刺法是根据经络左右贯通的理论，选取病痛对侧的穴位进行针刺，即左病取右，右病取左的选穴针刺方法。缪刺法刺其络脉，巨刺法刺其经脉。这两种方法应用得当，确能起到“病立已”“如食倾已”也就是立竿见影的效果。

从现代解剖学来看，人体的运动、感觉神经及听神经纤维都是对侧交叉支配的，也证实了左病刺右、右病刺左、从阴引阳、从阳引阴理论的正确性。

缪刺法适用于病变部位在四肢络脉，邪气有闭塞不通、上下左右传注的特点，无内向传注的趋势，脉象无显著异常变化，多在患肢对侧井穴或病变对应部位刺络放血；巨刺法适用于病痛部位在身体任意部位，邪气位于经脉，病侧脉象无显著变化而健侧脉象异常或病侧还没复原、健侧脉象已出现异常者，多选健侧对应部位的经穴进行针刺。

1. 巨刺法治疗面瘫

45岁的杨某左侧面瘫，某医给予维生素 B_1、腺苷 B_{12} 等营养神经药，同时针灸左侧太阳、颊车、睛明、四白、地仓、合谷等穴位7天不见好转，1989年7月14日求余诊治。观其口唇向左侧歪斜，说话跑风，喝水漏水，右眼闭合不良，舌质淡、苔薄白，脉弦缓。此面部经络空虚，风邪乘虚内侵，痹阻经络，经气不畅所致的面瘫。《素问·阴阳应象大论》曰：“故善用针者，从阴引阳，从阳引阴，以左治右，以右治左，以我知彼，以表知里，以观过与不及之理，见微得过，用之不殆。”

患者右侧眼睛闭合不良，说明右侧颜面神经麻痹已出现病变。于是就针患者右侧的太阳、睛明、风池、颊车、四白、地仓、合谷；嘱其继续服用维生素 B_1、腺苷 B_{12} 等营养神经药。治疗 5 天，患者面瘫明显减轻，继续针灸 1 周，面部复原。

【按】 左病右取，是针灸治病的重要法则之一，是九刺针法中的"巨刺"。中医学认为，人体经络之气左右上下是相互贯通的，针刺左侧穴位可以治疗右侧相应的疾病；针刺右侧穴位也可以治疗左侧相应的疾病。《针灸大成》说："邪客于经，左盛则右病，右盛则左病，亦有移易者，左痛为已，而右脉先病，如此者必巨刺之。"

2. 巨刺法治疗肩周炎

赵某患肩周炎多年，左侧肩关节周围疼痛，活动受限，但仍能坚持劳动。1998 年 4 月份因劳累过度，肩关节疼痛加重，不能活动，不得已到卫生院找我治疗。我见其左侧肩关节疼痛拒按，舌淡苔薄白，脉弦紧。即在其右侧风池、肩井、肩髃、臂臑各扎了一针，得气后留针 15 分钟，15 分钟后用平补平泻的手法反复捻转针柄 1 分钟，然后再留针 15 分钟，捻转针柄 5 分钟后起针，患者当下就说左侧肩关节疼痛减轻，活动了活动肩关节，左手居然能摸着右侧耳朵了。在场的患者家属和医务人员都感到惊讶。

【按】 这种针刺方法也叫缪刺法或巨刺法，是一种流传了几千年的一种古老的针灸方法，是"左病右取，右病左取"的具体运用。据《黄帝内经》记载，两千多年前，我国就有了"左病右取，右病左取"的针灸方法。认为十二经络在身体上交汇的腧穴，经脉气血都是相互流通的，如果你的左膝出现疼痛，时间一长，右膝也会有不舒服的感觉，而且相对应的左膝关节、右肘关节也可能会出现不适，因此可以左病右治、右病左治、上病下治、下病上治。人体的许多疾病尤其是风湿痹痛一类的病症都可以上下左右互相治疗。这种治疗方法如果运用得当，往往能够起到针到病除之效。

3. 缪刺法治疗右踝关节疼痛

季某无明显诱因右踝关节内侧疼痛难忍，影响走路，服用消炎止痛药、活血止痛药都不能缓解，无奈去县医院做了一次检查，透视、照相、化验均无异常，排除了骨关节损伤和痛风，他拿着检查结果来找我。我见其踝关节无红肿，舌苔脉象无特异发现，但右踝关节内侧疼痛拒按。即用三棱针将左踝关节内侧点刺放血，接着针刺昆仑、三阴交，得气后留针 30 分钟，刚一起针，患者就惊呼不疼了。

【按】此例患者的诊疗方法和针灸学中的缪刺相类似。传统医学认为："邪客于大络者，左注右，右注左。""邪客于经左盛而右病，右盛而左病。"《素问·缪刺论》中说："邪客于五脏之间，其病也，脉引而痛。时来时止，视其病，缪刺之于手足爪甲上，视其脉，出其血……有痛而经不病者缪刺之，因视其皮部血络者尽取之。"此病虽不在手足爪甲上，但距离"井穴"的位置相近，应用"左病刺右，右病刺左"之缪刺法，扬起有余（健侧），补其不足（患侧），取得了可喜的成效。

4. 缪刺法治疗手指麻木

刘某右手拇指、食指麻木，经多方治疗未得痊愈，期间既服过西药，也喝过中药，1977 年 12 月 5 日求治于余。患者除手指麻木外无其他任何不适，舌脉也无明显变化。我就用三棱针在其左手的商阳、少商点刺出血，挤出一大滴血液后用干棉球擦干净，然后再挤出一大滴血液用干棉球擦净，一日一次。接连治疗 3 天，右手指麻木消除。

【按】单纯手足麻木多属末梢神经炎范畴，与气血失和、经络瘀滞关系极大。该患者的治疗方法是采取的缪刺方法，即对健侧对应部位的井穴点刺放血，它具有疏通经络、调和气血、活血化瘀、逐瘀生新的功效。

5. 缪刺法治疗腰扭伤

陈某在搬运石头时不慎扭伤了腰，当时疼痛并不怎么严重，坚持到了收工。第二天早晨疼得起不了床，1990 年 4 月 11 日家属邀我出诊。检查患者腰部无明显红肿，但左侧疼痛拒按，舌淡苔薄白，左手寸、关、尺无特异发现，右关脉弦紧。我就采取缪刺方法针患者右侧养老（手太阳小肠经之郄穴，善治急性腰疼）、委中（四总穴之一，腰背委中求，善治腰疼），得气后用平补平泻的手法反复捻转针柄各 5 分钟，边捻转边让患者活动腰部，起针后患者就能下床活动了。

6. 缪刺法治疗偏头痛

顾某患有偏头痛，痛起来难以忍受，自觉脑血管有搏动感，1999 年 3 月 31 日求我治疗。当时患者偏头痛并未发作，舌脉也无特异发现，患者说疼痛部位在右侧，我就用三棱针在患者左侧的关冲（手少阳三焦经之井穴，善治头疼）、足窍阴（足少阳胆经之井穴，主治偏头痛）点刺出血，擦干净后再挤出一滴血液擦干，一直到挤不出血液为止，隔日针刺一次。治疗后第三天偏头痛发作过一次，但疼痛程度明显减轻，可以忍受，治疗 7 次后偏头痛未再发作。

第十章 灵龟八法与子午流注

人体十二经脉的气血运行状态，在不同的时间节点会呈现不同的盛衰变化，而且有一定的规律。我们在临床就可以根据这一规律，在不同的时间节点选择不同的穴位，采用不同的针刺手法来调节气血运行，使之达到『阴平阳秘』状态来治疗疾病。这些针灸治病方法虽然比较机械，计算方法繁琐，难以掌握，但对一些慢性病、疑难病症还是有相当不错的效果的。而且这些理论还和现代医学生物钟理论不谋而合，说明这些古老的针灸方法有一定的科学依据。

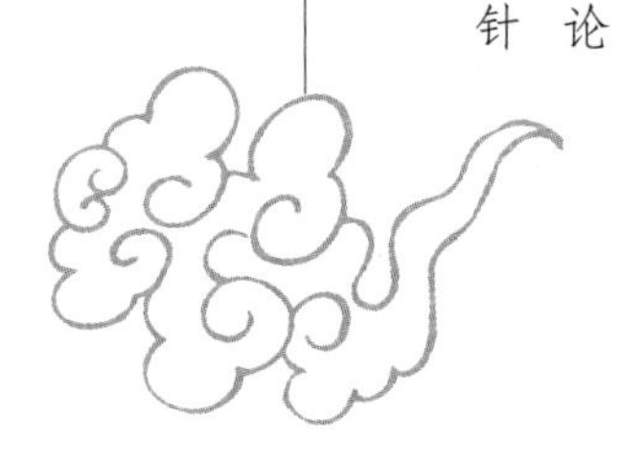

第一节　灵龟八法针法

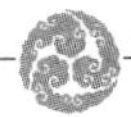

所谓灵龟八法针法，即根据八卦九宫学说，结合人体奇经八脉气血的会合，取其与奇经八脉相通的八个经穴（八脉交会穴）的按时取穴法。至于灵龟八法针法某日某时开某穴的具体计算方法，我在拙作《老中医四十年悬壶手记——一个基层郎中的中医人生》一书中已经做过详细介绍，兹不赘述。

1. 灵龟八法治疗急性腰疼

1987 年初秋，本村农民张某下田劳动，突降大雨，狂风大作，他顶风冒雨回家，第二天起床时腰部疼痛，不能转侧，卧床不起，急邀我出诊。走进患者家里，我详细询问了患者的得病缘由，摸其头部，额头发烫；摸其腰部，疼痛不喜揉按；切其脉，脉象濡数；观其舌苔，舌淡苔白滑；体温 38℃。饮食、二便无异常，肢体无浮肿。

此风寒湿内侵，搏结肾腑，阻碍腰部经脉正常运行，因邪盛正不衰，正气奋而反击，正邪相争之象也。急刺委中（双侧，四总穴之一，腰背委中求）、大椎（疏风退热）、阳陵泉（舒筋活络）、肾俞、大肠俞、关元俞（双侧，局部腧穴，能利腰膝、祛风除湿、舒筋活络止痛）。第二天家属又把我邀来，患者除体温复常外，腰疼如故，舌淡苔白滑，脉濡。想昨日诊治并无失误，为何效果不好呢？忽忆起老师曾说："急性腰痛要首先想到养老。"即去大椎加养老穴（双侧，小肠经郄穴，善治腰背痛）。第三天家属来了还说效果不好，患者还是腰疼不能转侧。怎么想前两次的诊治也没有过错，为什么就没有疗效呢？

为增强疗效，我决定配合灵龟八法针法。当时时间是 2009 年阴历八月十六日十时十分，即壬午日乙巳时，灵龟八法开列缺。当下就针刺双侧列缺，得气后反复捻转针柄 15 分钟，留针 30 分钟，其他穴位还是同二诊时针刺的穴位。针刺后不到 15 分钟，患者试着翻身起床，在室内活动了一圈。

第二天我正好因有事没上班，11 点 10 分，患者自行去了我家中，声称自己腰疼基本好了，因惧怕针灸，说什么也不让扎针了，我反复开导，他同意只扎一针，我就想用灵龟八法针法再扎一次，当时时间是癸未日戊午时，灵龟八法开申脉，就在患者的双侧申脉各扎了一针，手法同前，然后给开了点一般消炎镇痛药后，患者高高兴兴回家了。

2. 灵龟八法治疗舌痹

1982 年秋天，本村农民刁某因事懊恼，情志不遂，又下田劳累，感受风邪，当日即觉舌体麻木。次日清晨，即感舌体转动不灵，口角流涎，言语不清，下颏部全被口涎浸润，羞于开口。多方求治，未见成效，求治于余。

诊见患者五官端正，语言謇涩不清，张口即有涎水流出。饮食二便正常，舌淡苔白润，脉弦缓。血压 150/90mmHg。询既往病史，知患者 10 年前曾因剧烈头痛、昏迷，在省二院确诊为“脑瘤”，经对症治疗，症状缓解后未将“脑瘤”取出。

辨证为风邪中经，与痰浊相结阻于廉泉，舌失所养，发为舌痹。治疗采用针刺疗法，选穴以祛风化痰疏络为主。针上廉泉、地仓（双）、合谷（双），平补平泻。二诊时诸证如故，舌脉同前。遂于原方加人中、承浆、廉泉。廉泉穴采用强刺激，得气后留针 30 分钟。为增强疗效，配合灵龟八法针法。当时时间是 1982 年 9 月 1 日 20 时 10 分，即丁亥日庚戌时，开足临泣穴（双），平补平泻。 三诊为 1982 年 9 月 2 日 20 时（我每日 19 时下班，此时患者在家等候），即戊子日壬戌时。灵龟八法开后溪穴，他穴同前。针后口涎减少，语言较前清楚，患者面有喜色，话语增多。继续配合灵龟八法针刺 2 次痊愈。

3. 灵龟八法治疗面瘫

24岁的赵某右侧面目瘫痪近1年，口服营养神经药及活血祛风的中药、针灸、割治均疗效不佳，1990年8月21日找我针灸治疗。患者右眼不能闭合，右侧鼻唇沟变浅，右侧嘴角下垂，舌淡苔薄白，脉缓。可知患者风邪中经，日久不解，正气不足。即用缪刺法针左侧睛明、太阳、颊车、地仓、四白、下关等穴位以祛风活络；接着针刺关元、双侧足三里以扶正祛邪，各穴得气后留针30分钟。再针刺右侧公孙穴得气后反复捻转针柄并嘱做闭眼闭口、睁眼开口动作，操作5分钟休息2分钟至其他穴位起针以协助其他穴位祛风活络、扶正祛邪。治疗5次，面瘫症状未见丝毫改善，我就想加用灵龟八法针法试试疗效。那天是农历八月初八，即庚午年、乙酉月、甲午日，针灸时间是在上午9点即丙辰时，灵龟八法开照海穴。以后每次针灸都根据不同的日时干支选取不同的八脉交会穴，得气后留针30分钟。针灸4次，面瘫有所改善，继续针灸5次，面瘫基本复原。

4. 灵龟八法治疗脑梗死后遗症

46岁的周某患脑出血后遗症，走路左手挎篮、左足画圈，生活不能自理，2002年农历六月初八来找我针灸治疗。患者自述已在某医处针灸了1个多月毫无疗效，我想用一般针灸方法治疗效果可能也好不到哪里，就想在一般体针取穴的基础上加用灵龟八法针法试试。当时时间是上午10点25分，即丙戌日癸巳时，灵龟八法开照海穴，和其他各个穴位一样，得气后留针30分钟起针，治疗1周，症状明显好转。继续针灸大概3周，患者除走路略显跛行外，其他基本复常，生活自理并能参加一般农业生产劳动。

第二节　子午流注针法

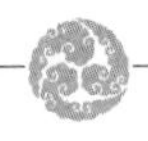

子午流注针法，是针灸学在辨证取穴、循经取穴之外，按时取穴的一种操作规程和方法。它的含义，就是说人身的气血周流出入皆有一定的时间规律，各个脏腑当令时间（值班）均有一定次序。也就是说，十二经脉气血运行状态，根据不同的时间变化而有相应盛衰变化。子午，即时间变化。流注，即十二经脉气血运行的过程，以及在十二经脉的井、荥、输（原）、经、合等特定腧穴上所呈现的气血盛衰情况，由于年、月、日、时等时间节点的变化而相应地有所不同，根据这个原理，按时选穴进行治疗，即为子午流注针法。有关子午流注针法逐日逐时开穴的计算方法及穴位生克流注规律，我在拙作《老中医四十年悬壶手记——一个基层郎中的中医人生》一书中曾有详细介绍，兹不赘述。

1. 子午流注针法治疗支气管哮喘

邻村的耿某患有支气管哮喘，经常发作。发作起来气憋痰鸣，吸气艰难，天突部、两侧肋骨凹陷，双眼凸鼓。病痛折磨得她整天日不思食，夜难入寐，瘦得皮包骨头，丧失劳动能力。多少年来，服用的药物可以说中西药混杂，非车拉船载难以形容其众，但疗效甚微。1989 年 11 月 21 日来找我诊治，我见其面色晦暗，出气呼多吸少，吐痰清稀，舌质淡，舌体瘦小，苔白滑，脉沉细无力，有尺脉微。考虑患者系肾不纳气之虚喘，想患者病程较长，所采用的治疗方法杂乱，用一般药物、一般针灸疗法肯定无济于事，就产生了仿效子午流注针法，在每日寅时（3 ～ 5 点）为她针手太阴肺经的云门、天府、尺泽、孔最以宣肺利气、止咳平喘，酉时（下午 5 ～ 7 点）针足少阴肾经俞府穴（双）、神藏（双）、灵墟（双）、太溪（双）补肾纳气平喘、祛痰开胃的想法。她听后非常高兴，每天凌晨4点半、下午4点半准时到卫生院进行针灸。坚持针灸一个来月，症状明显改善。

2. 子午流注针法治疗肺结核咳嗽

康某患有肺结核，咳嗽吐痰，气喘，食欲不振，身体消瘦，1998年2月22日找我治疗。听诊右肺底部有湿性啰音，舌淡苔白，脉弱，患者自述咳嗽气短、吐痰稀薄、不思饮食、大便稀不成形。根据脉症，我认为患者系脾肺不足，就给予异烟肼、利福平、肺宝三效、复方甘草片、参苓白术散治疗近1个月，症状如故。我就和患者商量说："人体内有生物钟，各个脏腑当令有一定的时间顺序，也就是不同的时间有不同的脏腑值班。我想在每天寅时（3～5点）肺经当令时为你针灸肺经的穴位止咳平喘；巳时（9～11点）脾经当令时针灸脾经的穴位健脾化痰。这种针灸方法效果是不错，就是有点麻烦，不知你能不能坚持？"她听后马上说："只要您不嫌麻烦，我为了治病还能嫌麻烦？"

从第二天开始，我寅时为她针灸云门、尺泽、孔最、列缺、太渊宣肺止咳平喘；巳时针灸太白、漏谷、阴陵泉、地机健脾和胃化痰，得气后留针30分钟。一直治疗1个月，咳喘吐痰停止，食欲复常，大便成型。

3. 子午流注针法治疗腰腿疼

子午流注纳甲法是临床常用的针灸方法之一，但它比较机械，复杂深奥，很难掌握，一般医生很少使用。然而我在临床工作中凡遇有缠绵难愈的患者，常常采用此法，往往能起到预想不到的疗效。

2010年农历二月十三，邻乡一位38岁的男性患者吴某找到我说："我患腰腿痛已经7年有余了，常放射到右腿，有时右腿也麻木，行走十分困难，每当干活儿劳累后加重，非常怕凉，越冷越凉则疼痛麻木的感觉越明显，暖和点则稍微轻点。经多方治疗效果不明显，市中心医院CT检查诊断为腰椎间盘突出症，主张手术治疗，但我因家庭困难，害怕手术而跑了回来，想让您看看能否治疗。”

我见患者脉沉紧、舌苔白，认为此症是肾气不足，膀胱经和督脉经气不通所致，想用补肾壮骨、温经散寒、通经活络的方法治疗。凡在下肢的穴位均用用“烧山火”针法施治。取委中（四总穴之一，“腰背委中求”是治疗腰背疼痛的常用穴）、承山、环跳（舒筋活络止痛，是治疗腿部疼痛的常用穴位）、腰俞、昆仑、腰阳关（温阳补肾、舒筋活络止痛）等穴常规针刺治疗 1 个礼拜，症状好转但腰腿仍显疼痛。遂于农历二月二十改用子午流注纳甲法治疗，当日为甲申日壬申时，开委中，配昆仑、环跳、足三里、腰俞等穴。次日乙酉日壬午时开委中，配昆仑、腰阳关、足三里、申脉、环跳、阳陵泉等穴，先后治疗 10 次，患者疼痛消除，能从事一般体力劳动。

4. 子午流注针法治疗神经性头痛

另一女性患者吴某，年近不惑，6 年前因生气恼怒、情志不畅而发头痛，时常发作。发作时颠顶及面额剧痛，日轻夜甚，有时因头疼而整夜不能入眠，每因情志不遂症状加重。经省二院医院诊断为神经性头痛，打针服药只可暂时缓解，停药症状如故，遂于 2010 年阴历六月十六前来找我治疗。

诊其脉，脉弦数；望其舌，舌质红而舌苔黄。想此病系因生气恼怒而发。怒则伤肝，肝主疏泄，其性刚强，性喜条达恶抑郁。今肝气不舒，失于疏泄，郁而化火。足厥阴肝经经两颞部上达颠顶交汇于督脉，肝火上逆故而头痛。

此证属肝火上逆头痛。治宜疏肝理气，解郁泻火。选用常规针刺法取穴太冲、百会以疏理肝气、泻火通络止痛，临泣、太阳以清肝泻火。配合谷、申脉、三阴交等穴滋阴潜阳、通络止痛，针刺 1 周后略有好转，但入夜仍疼痛不休。后改用子午流注纳甲法针之，当日乃戊戌日戊午时，开足临泣，配外关、合谷、太冲、三阴交、行间、太阳等穴，针后显效，入夜痛减。次日为己亥日，待戊辰时开支沟，配太冲、大敦、合谷、太阳、三阴交等穴，针刺 1 周后痛止病除。

第十一章 综合取穴与民间疗法

有些疾病，症状复杂，病程较长，单纯应用一两种取穴方法很难治愈。这就需要我们采用两种以上取穴法进行综合治疗。对于一些顽固病例，有时采用民间疗法也能取得理想的效果。

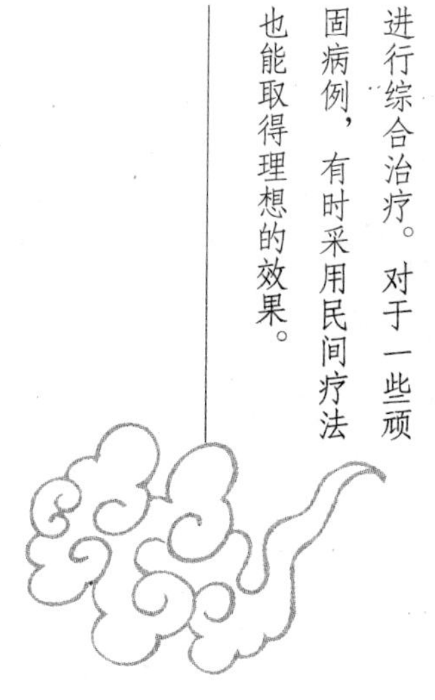

第一节 综合取穴

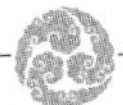

有些病症，症状繁杂，病程缠绵，变化迅速，致病原因复杂。单纯运用一两种取穴法往往难以达到预期的效果，需要采用两种或两种以上取穴法进行综合治疗。

1. 综合取穴治疗视物昏花

邻村年近七旬的盛大娘，1 年前患飞蚊症，经多方治疗，飞蚊症减轻而视力却逐渐下降，对面看人只能看个轮廓，看不清鼻子眼睛，不是十分熟识的人，对方若不说话她根本就不知道对面站着的是谁。多数医生都说老人得了白内障，要想彻底治好就要等一点也看不见了换晶体。

1988 年 5 月 13 日，老人到卫生院找我想治治看看。我仔细检查了老人的眼睛，发现老人虽然看不清但玻璃体不显浑浊，舌面干红少苔，口干舌燥，脉细数。考虑老人是因肝肾阴虚，阴津不足，瞳仁失养造成的视力下降。

睛明穴是足太阳膀胱经的第一个穴，为手足太阳、足阳明、阴阳跷脉之会，膀胱经的气血由此交于眼睛，眼睛受到气血的濡养滋润而转动自如，视物清晰。就取患者的双侧睛明穴，用左手避开眼球，直刺进 0.5 寸，不捻转，留针 30 分钟。

复溜穴是足少阴肾经的“经（金）穴”，可补肾益阴。复，再的意思。溜，悄悄地散失的意思。复溜的意思是指肾经的水湿之气再次吸收蒸发上行的意思。就取本穴直刺 1 寸，得气后轻轻小幅度捻转，平补平泻，留针 30 分钟。

养老穴为手太阳经之“郄”穴，能清头明目，舒筋活络。主治视物不明，有益于老人。就取养老穴向上斜刺 0.5 寸，得气后轻轻小幅度捻转，平补平泻，留针 30 分钟。因老人年老体弱，以上两个穴位只针刺了左侧，第二次针刺了右侧。

针灸两次后，第三次就诊时大娘提了一篮子花生、核桃来表谢意，说才针刺了两次，眼睛看东西就比以前明显好多了。

我就继续每次用同样的手法为老人针刺 4 个穴位，不到两周，老人的视力就恢复到了同龄人的水平。

2. 综合取穴治疗小儿泄泻无度

6 岁男性患儿王某患秋季腹泻后，一直未得彻底治愈，起初一天腹泻两三次，半年后一天腹泻三四次，排泄物量也不大，带有不消化的食物残渣，有时就是一丁点。后来就说不清一天腹泻几次了，或四五次，或十来次，有时甚至在玩耍时一下蹲就有大便排出，2000 年 7 月 7 日求治于余。患儿形体消瘦，发结如穗，肚腹胀大，腹部青筋暴露，叩诊呈鼓音，舌淡苔白，指纹淡红。此为滑泄，乃脾虚不运、大肠传导失司，日久脾肾俱虚、魄门失约，清气下陷之故。即针刺足三里（双侧，四总穴之一，能健脾止泻）、天枢（双侧，大肠之募穴，善治腹泻、胀气）、大肠俞（双侧，大肠经背俞穴，主治腹泻、腹胀）、地机（双侧，足太阴脾经之郄穴，善治泄泻），小幅度捻转针柄各 1 ～ 2 分钟，不留针，1 日 1 次；隔姜艾灸关元穴 1 壮以培元固本，1 日 1 次；嘱家属用 1 粒蓖麻子捣烂贴于百会穴，隔日更换 1 次（百会穴乃三阳五会、能升阳举陷），针灸 7 次，腹泻减轻，继续针灸 5 次，腹泻腹胀消除。

4. 综合取穴治疗面瘫

周某面部瘫痪，左眼不能闭合，左侧嘴角下垂，多方治疗，既服过中药，又服过西药；既扎过针灸，又做过割治；还做过理疗。治疗了半年多，不但左侧面瘫未能治愈，右侧面部也出现面肌痉挛，2002 年 8 月 14 日经人介绍来找我治疗。我见其右侧面部也显了病态，决定使用缪刺法对其进行针灸治疗。想睛明穴是足太阳膀胱经的第一个穴，为手足太阳、足阳明、阴阳跷脉之会，膀胱经的气血由此交于眼睛，眼睛受到气血的濡养滋润而转动自如，就取患者的右侧睛明穴，用左手避开眼球，直刺 0.5 寸，不捻转，留针 30 分钟；人中穴为手足阳明、督脉之会，能调和阴阳、解痉通络，就取人中向上斜刺 0.5 寸，不捻转，留针 30 分钟；地仓、四白、太阳、颊车、鱼尾、攒竹、巨髎为面部局部穴，能舒筋活络、解除痉挛，就取右侧这七个穴位，得气后各小幅度捻转 3 分钟，留针 30 分钟；公孙穴为足太阴脾经之“络”穴，从此通向足阳明胃经，阳明主面，同时该穴为八脉交会穴之一，通于冲脉……其外行者沿腹部两侧，上达咽喉，环绕口唇，与颜面神经有直接关系，以之治疗颜面神经的疾患疗效确切。合谷为四总穴之一，善治面部疾患，就取右侧公孙、合谷，得气后各小幅度捻转 10 分钟，嘱患者做张嘴、睁眼、闭嘴、合眼动作，休息 10 分钟后再重复操作一次起针。一直治疗 7 天，症状减轻，继续针灸 20 天面瘫复原。

5. 火针治疗扁平疣

本乡 24 岁的女青年赵某不幸感染了疣状病毒，面部和双手各长了十几个大小不一的扁平疣。

姑娘正值妙龄，待字“闺”中，长在手上的扁平疣倒无所谓，长在脸上的扁平疣影响容颜，非同小可。1991 年 5 月 19 日她找我诉说了心中的苦闷，希望能妙手回春。我当时就想用火针为其治疗。姑娘一听，坚决反对，一则她怕火针疼痛；二则惧怕火针遗留瘢痕。我解释说：“火针是有点痛，但不是不能忍受，而且针扎得很浅，不会留下瘢痕。”在我的反复劝说下，姑娘才勉强同意。

我把 1 寸毫针用酒精灯烧红，用止血钳夹住迅速扎入最大的一个扁平疣（患者自诉最早发生的一个）内约 1mm，随着姑娘“啊呀”一声喊叫，治疗结束了。姑娘说不怎么疼痛，能够忍受。我告诉她隔三日再来治疗一次。第四天她再次来诊，那个扎过的扁平疣已经萎缩，又连续扎火针两次（每次都挑个头比较大的扁平疣 2 ～ 3 个），多年的扁平疣（连其他没有扎过的扁平疣）完全脱落。患者及其家属千恩万谢，感激异常。

6. 火针配合支正穴治疗扁平疣

30 岁的胡某可就没有这么幸运了，她的脖子上不知何故长了几个扁平疣，吃了几剂中药没什么疗效，1995 年 3 月 4 日找我治疗。我按治疗赵某的方法给她扎了两次火针，结果也没明显疗效。后来我想支正穴是手太阳小肠经的络穴，能沟通心与小肠经的气血，治疗皮肤赘疣。就针刺双侧支正穴，得气后留针 30 分钟，留针期间继续进行火针治疗，又治疗 3 次，扁平疣才消失。

7. 针刺列缺、尺泽、肾俞、关元穴治疗咳而遗尿

咳而遗尿是临床常见的一个症状，以中老年妇女多见，治疗非常棘手。很多中医书籍都认为它属于膀胱咳，但具体怎么治疗都没有固定说辞。我认为该症的发生多与肺肾两虚有关，中老年妇女由于生理因素易致肾气不足，膀胱失约；若久咳伤肺，肺失宣肃，制节无权，容易导致咳而遗尿。我在临床常常针刺手太阴肺经的络穴列缺以止咳减少小便；尺泽宣肺止咳；肾俞穴固肾缩尿；关元穴培补肺肾之源，补肺止咳、益肾缩尿。

1999 年 12 月 15 日，64 岁的秦某因咳嗽久治不愈，近半月来咳而遗尿，常常尿湿内裤而找我治疗。患者为老年女性，面色㿠白，咳声低怯，吐痰稀白，腰膝酸软，神疲乏力，稍显喘息，舌淡苔薄白，脉沉细无力。四诊合参，患者肺肾两虚之象昭然。我即针刺列缺（双）、尺泽（双）、肾俞（双）、关元，得气后留针 30 分钟，每日 1 次。治疗 4 次，患者咳嗽减轻，而且咳嗽时不再尿湿内裤。继续针灸 4 次，咳止痰消，腰膝有力，精神明显好转。

8. 针刺肾俞、脾俞、京门、章门、足三里穴治疗五更泻

季某每天黎明腹痛腹泻，而且非常急迫，常常因跑不到厕所而弄脏内裤，白天大便正常。为此他跑了不少医院，西医说是慢性过敏性结肠炎，中医说是五更泻，中西药品服用无数，就是没有疗效，2004 年 9 月 14 日求我诊治。患者为中年男性，面色发黄而晦暗，食欲不振，精神萎靡，舌淡苔白，脉沉细无力。我就开了 7 剂温补脾肾、涩肠止泻的中药，患者拿着处方走了，不一会儿又返回来说："杨大夫，我为这病花的钱老不少了，您能不能给我个偏方什么的让我试试？"我想了一下对他说："您这个病比较顽固，偏方可能起不了多大作用，要不我给您扎扎针灸吧？"他欣然同意，我就在他的双侧肾俞穴、脾俞穴、京门穴、章门穴、足三里穴各扎了一针，各穴得气后留针 30 分钟起针，每日 1 次。治疗 5 次后，黎明腹痛腹泻减轻，继续针灸 1 周，困扰他多年的五更泻竟然痊愈。

【按】肾俞穴温肾补阳、脾俞穴健脾止泻；京门穴是肾的募穴、章门穴是脾的募穴，俞募相配是治疗一些顽症的常用针灸方法之一；足三里是足阳明胃经的主要穴位，为全身强壮要穴之一，能调节机体免疫功能，有防病保健作用。我在临床治疗五更泻时常常选用这五个穴位，往往可起到理想的效果。

第二节　民间疗法

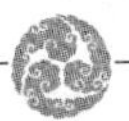

在民间有许多治疗方法，如扎食水、割痞、扎筋寒、刮痧、拔火罐等都有很好的疗效，应用得当，往往可以应手而效。现行的中医教科书

或专业书籍都没有详细记载，现代科学也无法解释其机理。我们千万不要因为现代科学无法解释其机理而否定它的科学性而弃之不用，它既然能在民间流传数千年而久用不衰，说明它有旺盛的生命力，值得每一位基层医务工作者去抢救、发掘、整理这些简、便、效、廉的“适宜技术”。

1. 消化不良扎“食水”

1979 年 7 月 14 日晚上，阴云密布，山雨欲来风满楼，邻村农民盛某领着他 4 岁的孩子来找我。孩子肚腹胀大，布满青筋，四肢瘦得皮包骨头。盛某说孩子相当厌食，再好的东西他都没兴趣，就是喜欢吃火柴头。我详细为患儿做了诊查：指纹紫滞，发结如穗，腹部叩诊声响如鼓，肝脾未触及。就对盛某说：“你的孩子得的是疳积，也就是严重消化不良，咱老百姓叫‘食水’。今天天气不好，晚上也看不清血管，我就不给他治疗了，等哪天天气好了，你再把孩子领来，我给他扎扎‘食水’。”

盛某以为我工作累了嫌天黑不愿行针，就跑到小卖部买了包“大前门”香烟，交给我说：“杨医生，实在不好意思，我明天还有点事，不方便带孩子来看病。您就受点累，今天晚上给孩子扎扎吧。”

“老兄，你想错了。我不给孩子扎针，不是因为天黑不愿行针，也不是因你未给我敬烟而故意为难你，而是因为天气不好，怕影响疗效，再者黑灯瞎火的看不清，又怕扎破血管出医疗差错。你的烟我不会收的，就是收了也不会给孩子治疗的。”

盛某无奈，只好带着孩子回去了。

第二天雨过天晴，风和日丽。盛某带着孩子又来找我，我什么也没说，将 6 号注射器针头消好毒后，在孩子“四缝穴”避开血管，各挑刺一下挤出少许淡黄色组织液，然后用消毒干棉球擦净。四缝穴健脾消积，主治小儿疳积，治疗手法得当能应手而效。回去后孩子就要求吃饼干。等过了一个礼拜，盛某领着患儿又来家里做了一次治疗，患儿食欲复常。

2. 艾灸刺血相合治疗痔疮

1980年秋天，刘某多年的痔疮犯了，大便时有时嵌顿住就回不去了。裤子经常被血水湿透，影响形象，不能下地劳动，非常痛苦，乡亲们都劝他去医院做手术，可他惦记家里的农活儿，不肯住院，就于10月1日前来求我想办法治疗。我就用艾条灸他的第十四腰椎下（命门穴部位），大便就排出许多脓血，清除了脏毒，再将他的上唇系带静脉用三棱针刺破放血，治疗7次，痔疮痊愈，免去了手术之苦。

【**按**】艾灸命门是我从一民间医生处学的方法，灸后第二天就能从大便排出脓血，清除脏毒，对痔疮、慢性结肠炎都能起到较好的辅助治疗作用；上唇系带静脉刺血治疗痔疮也是比较可靠的民间疗法。

3. 扎“筋寒”治疗腹痛

1976年初秋，一位腹部剧痛的患者由家属用手推车拉到卫生院，恰巧那天卫生局医政科长带领县医院几个临床科室主任来卫生院检查指导工作。患者腹部剧痛，屈膝捧腹，坐卧不宁，额头大汗淋漓，呻吟不止。询问病史：患者两小时前从庄稼地里劳动回家后喝了一碗剩饭，啃了个凉干粮，工夫不大就感觉腹部疼痛，有腹泻的感觉，到了厕所却未解出大便，但腹部疼痛越来越重，村卫生室医生按肠炎注射了庆大霉素、阿托品没有效果，这才拉到卫生院治疗。在上级医院专家的指导下，我们为患者做了体格检查：患者上腹部柔软无压痛，脐周围有条索状凸起，疼痛拒按，无反跳痛，体温37℃，听诊肠鸣音亢进，舌淡苔白滑，脉弦紧。

我们将这些体征汇报后，上级专家和本院几位高年资医生都认为患者系肠痉挛引起的剧烈腹痛，当下就为患者挂上了庆大霉素、磺胺嘧啶、654–2、碳酸氢钠注射液等液体，1个小时过去了，患者腹痛不减，大家都认为这个患者情况有点特殊，欲去县医院拿一支哌替啶注射。我怯声声地说："老师们，我认为这个病人和人们常说的'筋寒'差不多，民间有扎'筋寒'治疗腹痛的土办法，我想先不用去县医院拿哌替啶，先给患者扎扎'筋寒'看看效果怎样？"一听说要扎"筋寒"，几位专家都不约而同地发出冷笑，纷纷摇头。年轻气盛、毫无社会阅历的我自尊心受到了伤害，非常沮丧，额头上浸满了汗珠，羞得满脸通红。

紧要关头，卫生院院长站出来说："各位领导，各位老师，我和小杨在一起工作了几年，对他的针灸技术还是放心的，他既提出来扎'筋寒'，肯定有他的道理，我们不妨让年轻人历练历练。反正这个患者看着受罪，其实并无其他危险，我们给他半个小时时间，如果无效再去拿哌替啶也不迟。"医政科长见院长说话了，也附和说："既然院长这么说，我们就让小杨扎扎试试，也好验证一下民间疗法的效果。"

我用止血带扎紧患者左上肢肘关节上一寸部位，用消毒好的三棱针对准尺泽穴附近的静脉血管猛刺进去，放出一小股血。然后将止血带松开，紧接着又用止血带扎紧患者左下肢膝关节上一寸部位，再用三棱针对准委阳穴附近的静脉血管猛刺进去，放出一小股静脉血后将止血带松开。前后不过5分钟，患者停止了呻吟，额头的冷汗也消失了。大家面面相觑，一脸茫然。医政科长说："小杨，不管是你刺血的作用还是输液的作用，反正现在患者的痛是止住了，你就给我们说说在这两个部位刺血的原理吧。"

我不慌不忙地说："老百姓所说的'筋寒'就是感受寒邪后引起的腹痛，包括腹部疼痛和胃脘疼痛，有时也伴有比较轻微的呕吐、腹泻，治疗方法就是在肘窝正中部位的静脉血管放血，方法简单而效果可靠。这个患者的剧烈腹痛是劳累后进食寒凉所引起，我们是否也可以理解为'筋寒'？扎'筋寒'是在肘窝正中部位的静脉血管放血，此处正当尺泽穴部位，尺泽穴虽为手太阴肺经之合穴，却有理气活血止痛之妙，对胸腹疼痛有很好的疗效。根据‘病在上，取之下’的经旨，该穴配委阳穴放血效果更加可靠快捷。”

几个懂中医的专家听了，不住地点头。

4. 扎“筋寒”治疗小儿肠痉挛

1976 年 1 月 12 日夜晚，本村一位姓刘的孩子家长跑来对我说：“孩子已哭闹三四个小时了，村里几个医生都请了，就是止不住哭，没有办法，你快去给孩子看看吧！”

我急忙赶到患儿家中，见村里的 3 个医生都到齐了。几个人围坐在患儿旁边，眼看着孩子嚎啕大哭，嗓子都哭哑了，一筹莫展。我问他们都采取了什么方法，他们回答说安痛定注射了，654–2 注射了，镇静剂也用过了，针灸也扎了，就是无效。

我仔细观察了一会儿患儿的表现：孩子虽然嚎啕大哭，却没有眼泪，双下肢紧紧挛缩，指纹淡红。古人云小儿“哭而无泪是腹痛”，双下肢挛缩说明患儿肠道痉挛。

经过慎重考虑，我就说孩子得的可能是“下寒甸子”。“下寒甸子”是当地老百姓对一种小儿疾病的俗称，一般见于男性患儿，临床表现是孩子剧烈腹痛，哭闹不止，睾丸挛缩。

话刚出口，一位老先生就站起来生气地说：“我不知道你们年轻人是怎么学习的，我活了这么大年纪，过的桥比你走过的路要长，吃过的咸盐比你吃过的饭要多。我和你师傅是同班同学，按理儿说我也算你的长辈。不管你尊不尊重我，我今天还是有一句话要忠告你：世界上只有男孩儿会得‘下寒甸子’，女孩儿是得不了‘下寒甸子’的，因为她们根本没有睾丸！”

我辩解说：“‘下寒甸子’只不过是个俗称，它实际上是儿童感受寒邪后肠道痉挛而引起的急性腹痛，也就是小儿急性肠痉挛。它绝不是男孩儿所独有的一个病症，女孩儿照样也会得！”

另一位医生慌忙站出来打圆盘：“好了，不要抬杠了！现在孩子病得这么厉害，我们三位的治疗方法都没有效果，既然小杨提出了新的见解，想必会有新的治疗方法，我们让他治疗一下看看效果不就什么问题也解决了吗？”

另一位老先生也附和道：“对，疗效才是检验真理的试金石，如果有疗效就能证明小杨的说法正确，无效咱们再商量。”

我先让家长在孩子的神阙穴（肚脐）放了点盐，用纸烟灸了两三分钟，然后在孩子的中脘、下脘、关元、足三里（双）各扎了一针，然后再用纸烟灸患儿的神阙穴。前后不到5分钟，孩子的哭声戛然而止，去吸吮自己的手指了。

在场的三位同行都面面相觑。我接着说：“所谓的‘下寒甸子’，实际上是小儿感受寒邪后引起的急性肠痉挛。特点是小儿剧烈哭闹，哭而无泪，双腿挛缩，男孩儿睾丸上缩。治疗男孩儿要先在他的两个蛋弦（阴囊纵折线）点刺出血，女孩儿要先隔盐灸神阙穴，手头没有艾灸条为救急也可用纸烟点燃后熏灸神阙。然后再针刺上脘、中脘、关元、双侧天枢、双侧足三里，用平补平泻的手法快速行针，一般能针到病除。因为温灸神阙能温中散寒止痛。”

那位老先生听后感慨地说：“后生可畏，后生可畏呀！真是长江后浪推前浪呀！”

5. 割治疗法治疗鼻窦炎

本村15岁的女学生张某患了鼻窦炎，头痛、头晕、记忆力衰退、精神不集中，学习成绩直线下降，吃药、打针、穿刺、针灸都不管用，2001年12月17日来找我治疗。

我用手术刀在她手掌中指和食指连接处0.5cm的地方割一个0.6cm的小口，从皮下夹出少许皮下组织，不缝合，盖上消毒敷料让其自然痊愈。

过了1个月，患者又来找我，说她的头痛、头晕等症状大为好转，要求再进行一次割治疗法。我就为她又割治了一次，她的鼻窦炎症状彻底消除。

几位要好的同行听说了这件事，纷纷向我讨教治疗方法和机理。我就毫不保留地告诉了他们割治部位、割治方法和注意事项。谈到治疗机理，我说："这个方法也是一种民间疗法，是我费了好多口舌、想了不少办法、花了不少钱财从一个江湖郎中处得到的，具体道理他也说不清，不过我临床用这种方法治疗了几例效果确实不错。"

6. 拔罐治疗针眼疼

1999年6月6日，一位患者因在村医处打针刺激到了神经，针眼处疼痛异常，走路明显跛行，本单位一个年轻医生给他开了一些消炎止痛、营养神经的药物，同时给了一袋硫酸镁，嘱患者回去后用10%的硫酸镁溶液热毛巾热敷患处，然后再用马铃薯片在患处擦抹。患者遵嘱而行，治疗了3天疼痛不轻反重。他只好又来医院诊治，那个年轻医生找我会诊，我看了看说："如果患处红肿发热，你这种办法切实可行。现在患者臀部疼痛部位的皮色不变，皮温不高，你这种办法就没有意义了，可以每天在患处拔一个火罐，或许两三天就好了。"

不久我去患者所在村出诊，见患者已到地里参加生产劳动去了。

7. 重度消化不良可"割痞"

5岁患儿因食欲不振、身体极度消瘦于1989年6月22日找我治疗。患儿身体消瘦，可以说是皮包骨头，家属说孩子对任何食物都不感兴趣，几乎一天平均吃不了一顿饭，哄来哄去也吃不到一小碗，可肚子一直都是鼓的，每天大便两三次，量虽不大，但不成型，含有不消化的食物残渣。孩子发结如穗，精神不振，四肢皮包骨头，肚腹胀大，叩诊呈鼓音，手心发热，舌质偏红，舌苔薄白有花剥，指纹淡红。从孩子的症状体征看，是重度消化不良引起的营养不良。我就给孩子开了10天的化积口服液、复合维生素B、维生素PP、胃蛋白酶，药还未吃完，家长又把孩子领来了，说看不出有什么疗效。经检查，舌象、指纹和从前无异，就对家长说："你孩子的病和老人们常说的'痞'差不多，咱们割割痞看看效果吧？"

征得家长同意，我在孩子的左手大鱼际切了一个0.6cm左右的小口，用镊子夹出少许皮下脂肪，再用消毒纱布覆盖，过了大约两个礼拜，家长告诉我孩子食欲大有好转，肚子、大便也基本正常了。

【按】大鱼际中间基本就是鱼际穴部位，鱼际穴是手太阴肺经穴位，能清肺热、疗疳积。割治鱼际穴能清疳热、消疳积、健脾胃。

8. 拔罐治疗肩胛痛

45岁的季某肩胛疼痛，四处求医，有云肩周炎的，有云肩关节炎的，有云风湿痹阻的，中西药品吃了近1年，也扎过针灸，一般治疗刚开始也见轻，但治疗一段时间就没有效果了。2000年5月14日找我治疗。患者虽然肩胛疼痛，但抬举摸头摸耳朵活动自如，只要不用力，疼痛劲儿也不大，稍微一用力就疼，用力越大，疼痛越厉害。肩胛部皮色不变，按之不疼，舌淡苔白、脉缓。四诊合参，患者当属风湿痹阻，"不通则痛"。想患者中药吃了不少，祛风除湿、活络止痛的药肯定吃过；扎过针灸，局部取穴、循经取穴肯定都试过。我就在其肩井、肩髃、肩前三个穴位附近用三棱针点刺出血，然后拔了三个火罐，每个火罐拔好后20分钟起罐，用消毒干棉球擦净皮肤表面血迹。第二天患者就找来说疼痛减轻，主动要求再拔罐治疗1次，我告诉他皮肤昨天刚受了刺激，让他休息1天再给他治疗1次。他遵嘱而行，第三天又来治疗了1次，以后患者隔1天来拔罐治疗1次，前后共7次，肩胛疼痛消失。

【**按**】患者肩胛部位的风湿痹阻，在肩胛附近的穴位刺血拔罐，祛风除湿，活络止痛，方法得当，效果理想。

通过以上几例患者的诊疗过程可以说明，许多民间疗法虽然目前还不能完全揭示其机理，但因其简、便、效、廉，值得进一步发掘、整理、提高。